集中のカード

残像のカード

癒やしのカード

切り離してお使いください。使い方は本文17ページ➡

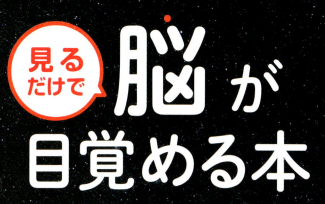

見るだけで脳が目覚める本

中川和宏

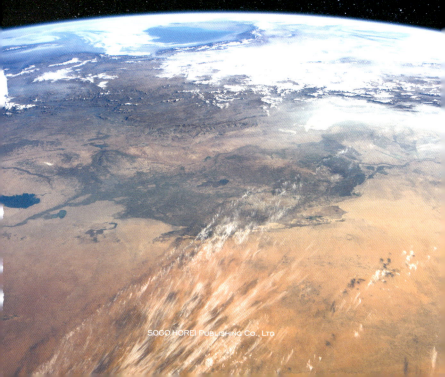

「新しいことをやりはじめたいけれど、
やる気が起きない」

「モノ忘れしやすくなった気がする」

「ちょっとしたことでイライラして
しまう」

このようなことはないでしょうか。
こんなとき、
あなたの脳は本来の力を発揮できて
いません。

でも、心配はいりません。
脳は何歳からでも目覚めさせること
ができます。

脳のクセを変えると、
本来持っているあなたの力が
引き出され、人間関係や
生き方までを簡単に変えることが
できるのです。

「百聞は一見にしかず」

この本では、

本来あなたが持っている
脳の集中力・記憶力・創造力・
幸福を感じる力を
最大限に引き出し、

あなたがこれまでに
出会ったことのない世界へと
案内しましょう。

Prologue

あなたのすべては脳に支配されている

「やる気が起きず、すべきことを先延ばしにしてしまう」
「モノ忘れしやすくなった気がする」
「ちょっとしたことでイライラしてしまう」
「いつまでもクヨクヨ悩んでしまう」

　一度でもこのように感じたことはないでしょうか。それ
は、あなたの脳が本来の役割を忘れているサインです。
　この本は、そんなあなたの脳のクセを変えるために作り
ました。

　目と脳と心と体は一つにつながっています。**視覚から脳
のクセを変えるだけで、あなたの心身の悩みのほとんどが
解決してしまうと言っていいでしょう**。脳は何歳からでも
成長させることができる器官であり、私たちはふだん脳の
３％の力しか使っていないとも言われています。本来持っ
ている脳の力のほとんどを活用できていない可能性がある
のです。
　私たち人間は、朝から晩まで目に見える世界（OUTER
VISION）にとらわれ、余計なことばかり考えてしまいます。
脳に集中するクセをつけなければ、本来あなたが持ってい
る力は発揮されません。

「見る」ことで脳が変わる理由

　脳には、人間らしい思考を司る「大脳新皮質」と呼ばれる部分があります。大脳新皮質の機能の50%は「見る」ことに費やされていると言われています。見ることが増えた結果、大脳新皮質が進化したと言われることからも、**「見る」ことは脳を変えることでもあるのです。**

　実は以前、「脳は目から生まれた」ことが遺伝子工学の進歩で証明され、医学界にパラダイムシフトが起きました。脳を変えるためには、視覚がカギを握っていることがわかってきたのです。(「生命大躍進 第1集そして"目"が生まれた」NHKスペシャル2015年5月放送、「DNAの大事件！　生命進化の謎」サイエンスZERO 2015年7月放送より)

　はるか昔、暗闇の世界で生きていた人類の祖先には目がありませんでした。植物を栄養として体内に取り入れていく中で、光を感じ取る葉緑体が種の壁を越え、DNAに取り込まれて「目」ができたのです。

　そして、目で見ることができるようになってはじめて考える力が生まれ、「脳」を誕生させることができました。「見る力」が、脳の「考える力」を生み、体の「動く力」を呼び覚ましたのです。

はじめに　5

脳を変えれば感情もコントロールできる

　近ごろは、脳を変える方法として「瞑想」が話題になっています。最近の研究で、「瞑想」によって脳の状態が変わり、感情をコントロールできるようになるなど、心身によい影響を与えることが科学的に実証されました。

　<u>瞑想をすると、イライラ・不安感・うつうつとした気分・記憶力低下・認知力低下・自律神経の不調などの悩みが自然に消えていくのです。</u>

　瞑想はインド発祥のヨガから生まれ、中国の仏教の影響を受けて、禅として日本に伝わりました。今では瞑想が、グーグルやインテル、マッキンゼーといった世界の企業で、最高のパフォーマンスを引き出す方法として取り入れられています。

　今は欧米から日本に「マインドフルネス」として上陸していますが、本来は私たち東洋の叡智なのです。

　一般的に瞑想は、「座って目を閉じてやること」というイメージを持っているかたが多いでしょう。しかし、これは大いなる勘違いで、「瞑想」と「座って目を閉じてやること」とは、本来は何も関係がありません。瞑想の本質は目を閉じたり座ったりすることではなく、"脳と心の状態"だからです。

瞑想状態とは、気持ちが切り替わり（＝変性意識状態：普通とは違う気持ち）、何かに集中している（＝集中状態：対象と一つになった状態）ことです。みなさんが好きなことに夢中になっているときの心の状態です。禅の大家である道元禅師は、生活禅を提唱しています。食べることも掃除することも、生活のすべてが瞑想であり禅だと言っておられるのです。

　もちろん、静かな場所に座り、目を閉じ、呼吸に意識を向け……というのも、瞑想の一つです。

　ところが、日ごろから瞑想となじみのない人が、目を閉じて座禅をし瞑想をしてもすぐに集中することができず、余計な考えや感情（雑念）に悩まされてしまいます。足がしびれたりどこかがかゆくなったり、「この方法で間違っていないかな？」と考えてしまったり……。

　むしろ、**目を開けた状態で何か一点に集中した方が、はるかにラクに瞑想状態に入ることができるのです。**

自分を変える力は自分の中にある

　私は大学生のころ風邪をこじらせ、治療するために抗生物質を多用したことからアレルギー性鼻炎・胃潰瘍・自律神経失調症・心臓神経症・不整脈・不眠症・拒食症・過食症など、さまざまな病気にかかりました。医者がすすめること

を3年間試しましたが、病気は一向に治りませんでした。

　そんなとき"答え"を求めて、当時やっている人が少なかった「ヨガ」を始めたら、なんと3ヶ月で症状がなくなったのです。**自分の中に潜む偉大な力が働き、病気が自然に消えた瞬間です。これぞ「瞑想力」です**。このときの経験が、「自分を信じて自分を変える」中川メソッドを創る原点になりました。

　この本は、美しい写真やイラストでできる脳トレーニングに「見る瞑想」の要素を加え、視覚から脳の力を総合的に目覚めさせることをテーマに作りました。

　写真を見て心が動かされることで、①自然と集中状態に入り、②脳が変わることで気持ちも自然に変わります。それはそのまま、瞑想状態になるのです。

　人は美しいものを見るだけで"キレイ！"と、わくわくした気持ちになります。これは、そのものと一体になった瞑想状態です。その気持ちを大切にしてください。自分の中で遊ぶことです。そのうち、なんでも心から遊べるようになります。

　この本で、あなたの持っている脳の本当の力を引き出すお手伝いができれば幸いです。

2017年1月吉日
中川和宏

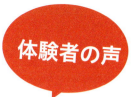

体験者の声

- 集中力がでると勉強が好きになり、苦手科目が得意になりました
  (T・Mさん/10代/男性)

- いつもの倍以上のスピードで本を読めるようになりました
  (K・Aさん/30代/女性)

- 集中できると頭が疲れず、記憶もラクにできるようになりました
  (E・Mさん/20代/男性)

- 6ヶ月でテストの偏差値が20アップしました
  (K・Kさん/10代/男性)

- 他人の言うことに振り回されなくなりました
  (N・Rさん/10代/女性)

- うつうつとした気持ちが改善しました
  (M・Iさん/30代/男性)

- 発想の転換をする力という、大きな財産を得ることができました
  (A・Yさん/20代/男性)

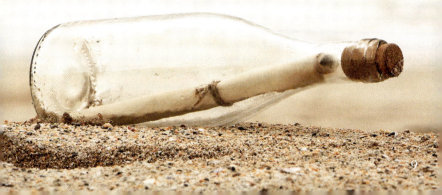

脳を鍛えるとどうなるの？

脳には大きく分けると右脳と左脳があり、右脳は主に直感・空間力を、左脳は主に言語・論理や思考を司ります。左右の脳がバランスよく働くことで、人間らしく生きていくための基本的な思考や行動ができるのです。

また、脳には「デフォルト・モード・ネットワーク（DMN）」という無意識下の活動があり、ぼーっとしているだけでも疲れる性質を持っています。脳が疲れきっていると、正しい判断ができないのはもちろん、ネガティブな感情に支配されやすくなってしまいます。

ふだんから脳の使い方を意識し鍛えることで、疲れにくい脳を育て、幸福感を感じやすくすることができます。

脳を鍛えるメリット

◎ 集中力・記憶力・創造力が高まる

◎ 気持ちの切りかえがうまくなる

◎ 心が穏やかになり、自信や余裕が生まれる

◎ 目の前のことに前向きに取り組める

◎ 他人に振り回されなくなる

◎ 他人に優しくなれる

◎ 人間関係がよくなる

脳の疲労度チェック

あなたの脳がどれくらい疲れているか、以下の項目でチェックしてみましょう。当てはまる数が多いほど、脳に疲労がたまっています。

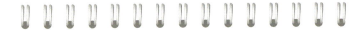

- [ ] やる気がでない
- [ ] よくイライラしてしまう
- [ ] 考えがまとまらない
- [ ] 寝つきが悪い・寝ても疲れがとれない
- [ ] 目が疲れがち
- [ ] 常に不安感がある
- [ ] 人と話すのが面倒に感じる
- [ ] 食べてもおいしいと思わない
- [ ] ちょっとしたミスをよくする
- [ ] 失敗するとすべて自分のせいだと感じる

脳を目覚めさせる目のトレーニング

まばたきリフレッシュ

眼筋・血管・神経をストレッチさせることで、目の疲れをとります。脳に疲れをためないために、日ごろから目の疲れをとっておくことが大切です。

❶ 目をぎゅっと閉じたまま1秒キープしたあとパッと見開き、上を3秒間見る。

❷ 同じように、下・左右・右ななめ上・右ななめ下・左ななめ上・左ななめ下を各3秒間見る。

❸ 目を右回り・左回りにぐるぐると回す。

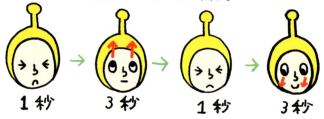

輻輳力・開散力トレーニング

目を内側に寄せて近くを見る力（輻輳力（ふくそうりょく））と、目を外側に寄せて遠くを見る力（開散力）を鍛えることで両目の見るバランスが保たれ、脳も疲れにくくなります。

❶ 指を目から30センチ離して、指先を見る。

❷ 指を目に徐々に近づけ、指が2本に見えたら指を元の位置に徐々に戻していく。

❸ 上下左右に動かしたり、動かすスピードを速めて行なう。
※頭を動かさず、目だけを動かすのがポイント。

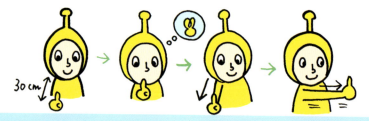

融像力トレーニング

両目で見た像をひとつにする力（融像力(ゆうぞうりょく)）を鍛えるトレーニングです。脳には「見ようとする力」があります。脳の注意力を働かせることで神経に刺激を与え、集中力・記憶力・創造力を高めます。

❶ 視点を目の前の対象から徐々に遠くに向けていき、"見える限界"の対象を見つけたら凝視する。

❷ 一旦目を閉じて一呼吸おいたあとパッと目を見開き、先ほどの対象を"見える"と思い凝視する。

※毎日少しずつ、見える範囲を広げていくのがポイント。
※近視の人はあまり遠くが見えないので、付録のカードなどを持って手前から離していく。

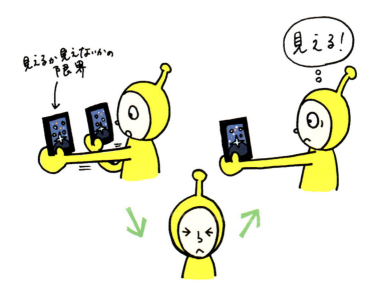

平行法

1. 2メートル先のある1点に焦点を合わせる。
2. 焦点をその1点に合わせたまま、目から30〜40センチの位置でこのページを開き、上の地球のマークを視界に入れる。
3. 焦点は動かさず、地球のマークが視界の中で3つに見えるよう本を前後に動かす。

  ※遠くの1点を見る視線のすぐ下に、地球のマークが見えるように本を持つのがポイント。

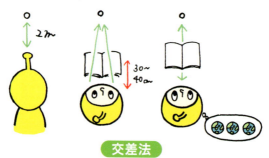

交差法

1. このページを開き、本と目の中間の位置に指を置く。
2. 指に焦点を合わせたまま、上の2つの地球のマークが視界の中で3つに見えるまで指を前後に動かす。

  ※寄り目がちに見るのがコツ。

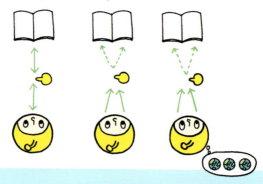

脳を目覚めさせる呼吸法

忙しい現代人は、知らず知らずのうちに呼吸が浅くなっています。細く長く呼吸することを心がけ、呼吸の「おわり」と「はじまり」を観察してみましょう。

❶ 鼻先から入るきれいな空気を感じながら、5〜10秒間かけて息を吸う。

❷ 鼻から出ていくあたたかい息を感じながら、5〜10秒間かけてゆっくりと息を吐く。

❸ 呼吸によって自分の体がふくらんだりしぼんだりしている感覚とともに、ゆっくりと体がエネルギーで満たされていくのを感じる。

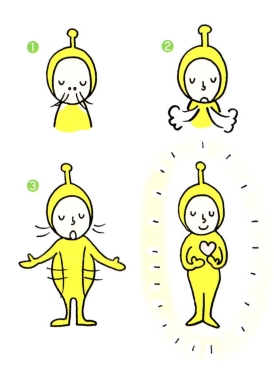

本書の使い方

この本は、美しい写真やイラストで視覚から本来の脳力を目覚めさせるトレーニングをまとめました。
無理をせず、その日の気分で好きなところからはじめてみてください。

第1章　Concentration ～集中～ ……集中力を鍛える

目を動かしたり視野を広げることで、視覚から脳の集中力を鍛える練習です。視覚を自在に操り、大きな視点でものを見る力を育てます。

第2章　Awareness ～気づき～ ……変化に気づく

脳の想像力を使うことで、見えにくい違いや変化に気づくようになる練習です。例外や共通点を探すことで思考の幅を広げ、頭をやわらかくします。

第3章　Meditation ～瞑想～ ……観察する

心の「感じる」センサーを強くし、わき上がる感情や考えを冷静に受けとめ、観察する練習です。堂々めぐりするマイナスの思考を、断ち切ることができるようになります。

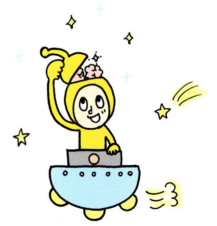

付録の使い方

あなたの脳を目覚めさせる
BRAIN CONDITIONING CARD

集中の導入として

集中状態に入るための、一つのきっかけとして使ってください。机の前に貼ったり、天井に貼って寝る前に眺めてもいいでしょう。

飾り・お守り・占いとして

きれいな絵柄を眺めて楽しんだり、大切な日のお守りとして使ってもいいでしょう。
また、好きなカードを引き、その日に必要な力としてトレーニングに取り組むのもおすすめです。

成功したい日の　　成績を上げたい日の　　元気でいたい日の
集中のカード　　　残像のカード　　　　　癒やしのカード

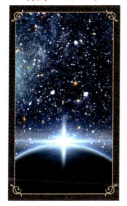 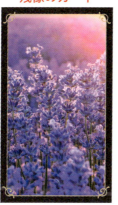 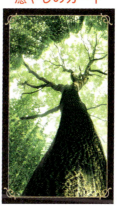

集中したいとき、　　　記憶力を　　　　　　リラックスしたいとき、
自分と向き合いたいときに　アップさせたいときに　脳を休めたいときに

| 呼吸に意識を集中しながら、カードの白い光を眺めましょう | 30秒ほど眺めたあと白紙に目を移し、色と像が浮かび上がるのを感じましょう | 波長がおだやかな緑色を眺め、目から脳の細胞活動を高めましょう |

17

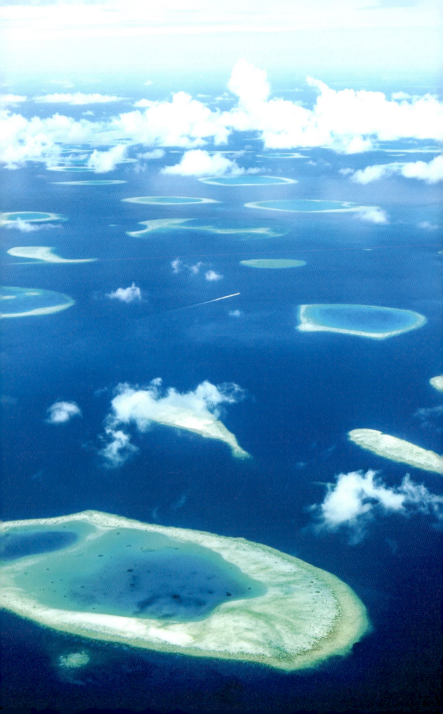

MOKUJI

はじめに ……4

脳を鍛えるとどうなるの？ ……10

脳の疲労度チェック ……11

脳を目覚めさせる目のトレーニング ……12

脳を目覚めさせる呼吸法 ……15

本書の使い方 ……16

付録の使い方 ……17

第1章 Concentration 〜集中〜 ……20

第2章 Awareness 〜気づき〜 ……64

第3章 Meditation 〜瞑想〜 ……92

おわりに ……124

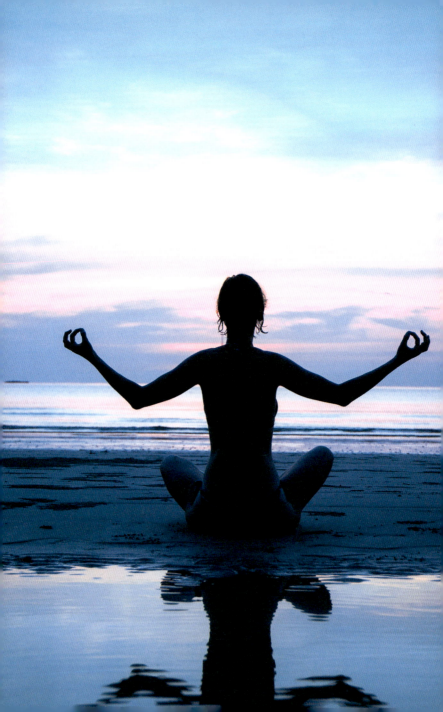

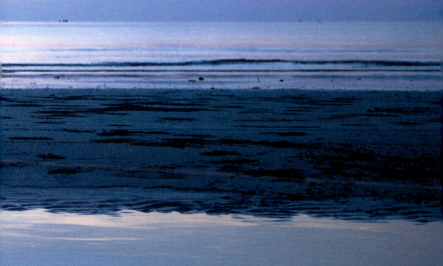

第1章
Concentration
～集中～

この章のテーマ

集中力を鍛える

　脳を変える第一歩は集中です。目・脳・心・体は、集中力で一つにつながり、目で見て脳で考え、心で感じることで体が動き出すのです。集中力がつづかないと、これらの一連の流れが滞ってしまいます。

　中でも、集中力のカギとなる「考える力」を司るのは、脳の前頭葉です。特に、脳の右側はものごとを想像したり、感情を表現したりする重要な役割を担っています。この部分にさまざまなイメージが焼きつけられることで、全身に指令が伝わるのです。

　創造力や記憶力を育てるためには、集中力が欠かせません。まずは目を正しく動かす練習をして、脳の集中力を鍛えることからはじめていきましょう。

こんなときに見てみよう

勉強をはじめるまえ

細かな作業をはじめるまえ

本を読むまえ

1点集中トレーニング

効果

脳を正しく働かせ集中力を高めるための基本は、ピントを合わせてものを見ることです。モノをしっかりととらえようとする力が、集中力向上につながります。

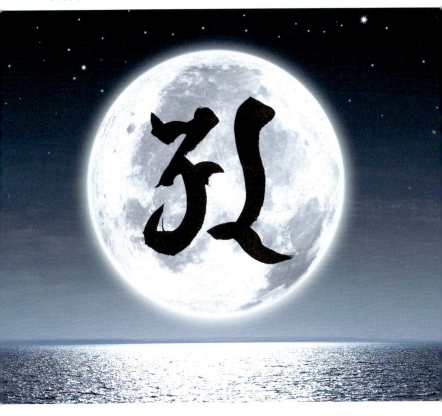

やり方

① 姿勢を正し、呼吸を整えます。

② 月のうえの文字に意識を集中し、10秒間眺めましょう。

③ 中心の文字と月が、意識の中で次第に広がるのを意識してください。

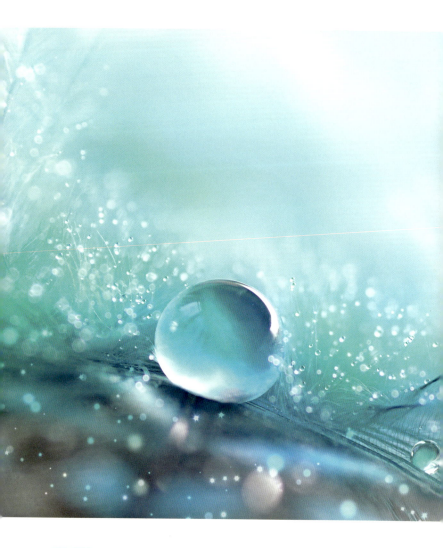

やり方
中心にある水滴を集中して10秒間眺めましょう。
だんだん大きく濃くクッキリと見えてきます。

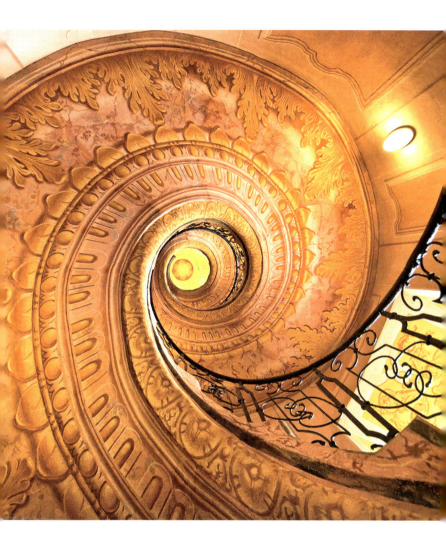

やり方
外から内へ向けて、線を両目でゆっくり追いかけてみましょう。

第1章　Concentration ～集中～

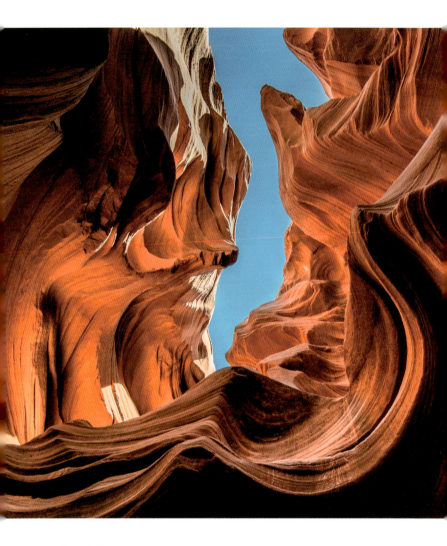

やり方
① 右目を閉じます。
② 左目だけ開け、地層のカーブに沿って線の端から端まで目でゆっくり追いかけてみましょう。

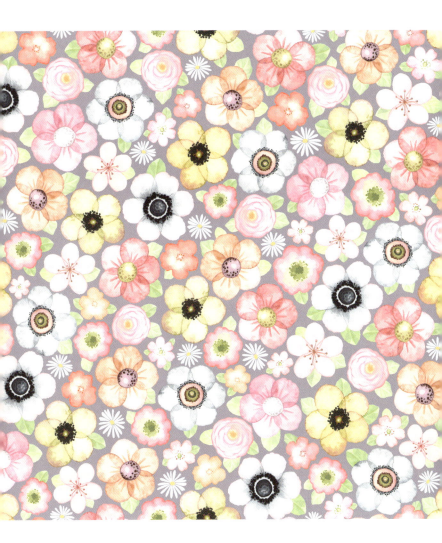

やり方
1. 左目を閉じます。
2. 右目だけ開け、この花 を目で追っていきましょう。
3. 次は、右目を閉じ左目でこの花 を目で追っていきましょう。

第 1 章　Concentration 〜集中〜

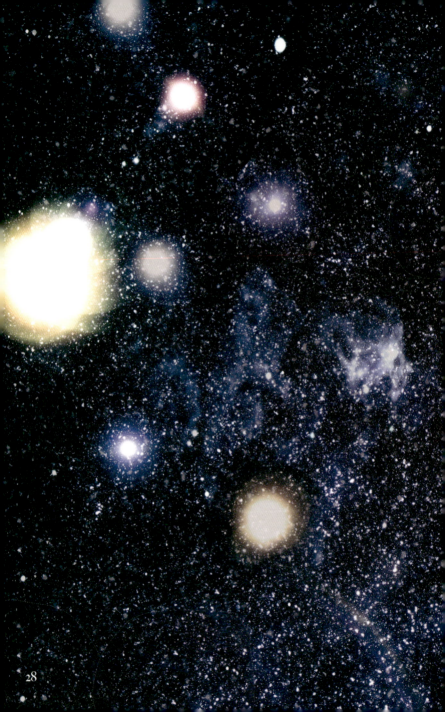

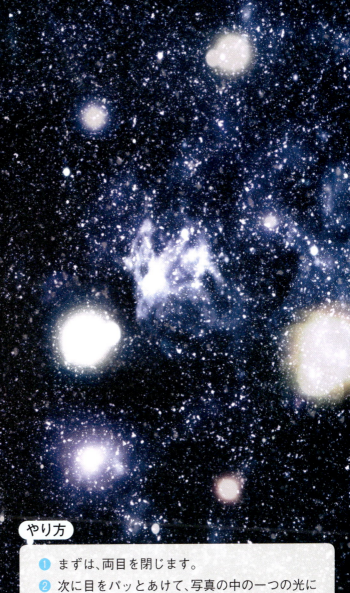

> やり方

1. まずは、両目を閉じます。
2. 次に目をパッとあけて、写真の中の一つの光に焦点を合わせましょう。
3. 見る光を変えて、何度かくり返してみましょう。

第1章 Concentration ～集中～

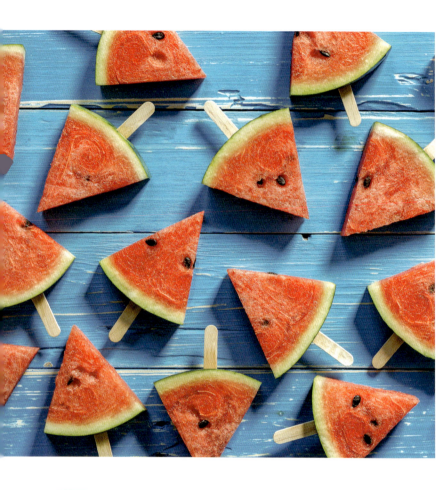

問題

① 目だけを動かし、スイカがいくつあるか数えましょう。
② 左から数えたり右から数えたりしましょう。

答えは58ページ。

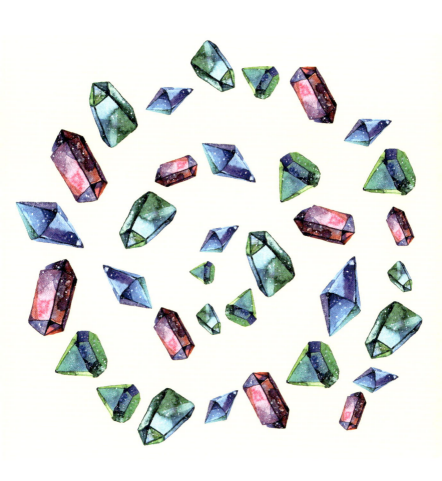

問題

① 目だけを動かし、宝石がいくつあるか数えましょう。
② 外側から数えたり内側から数えたりしましょう。

答えは58ページ。

第1章 Concentration 〜集中〜

視野拡大トレーニング

効果
視野を広げることで意識も広がり、脳の創造力が高まります。反対に、視野を狭くすると集中力が高まります。視野の拡大・縮小が柔軟にできることで、脳もさまざまな視点で考えるようになります。

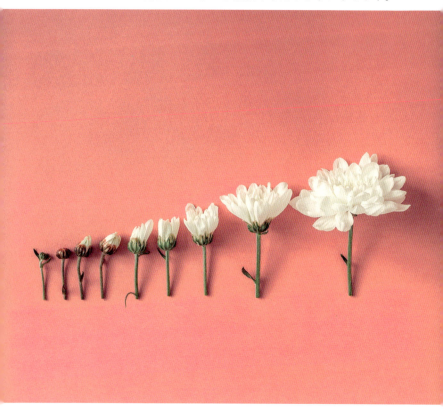

やり方
① 左にある花から右の花へ、視点を順に動かしましょう。
② 次は、視野を広く保ちながら視点を右から左へ動かしましょう。

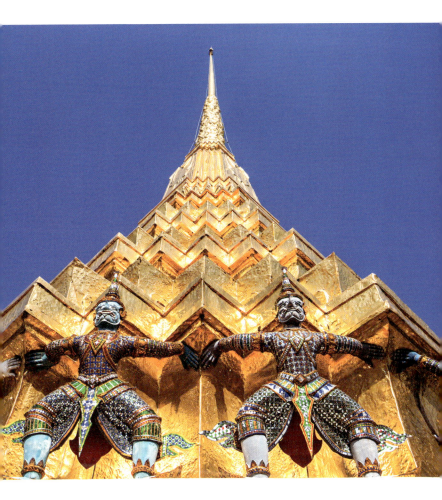

やり方

① 仏像がある手前から、塔の先に視点を動かしましょう。

② 次は、塔の先から手前の仏像へ視点を動かしましょう。

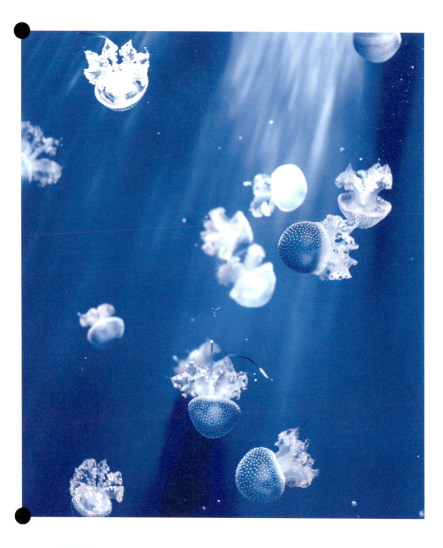

問 題

パッと見てどちらの写真のクラゲの数が多いか考えてみましょう。
端の４つの黒い丸を視界に入れ、頭は固定し目だけを動かして見るのがポイントです。

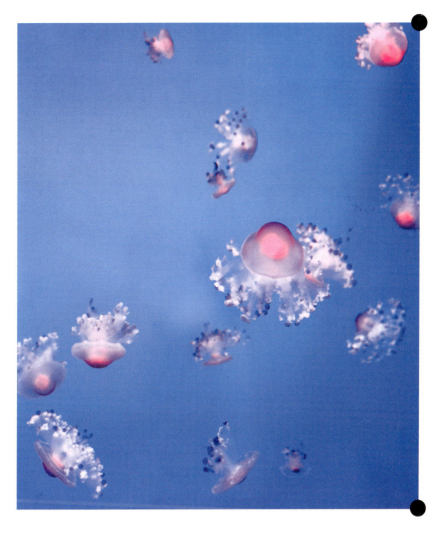

答えは58ページ。

第1章 Concentration ～集中～

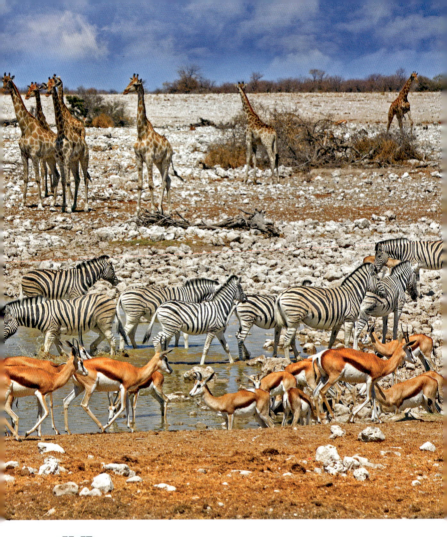

問題

パッと見て1番数の多い動物を選んでみましょう。
視野を広く保ち、頭は固定し目だけを動かして見るのがポイントです。

A. キリン　B. シマウマ　C. インパラ

答えは58ページ。

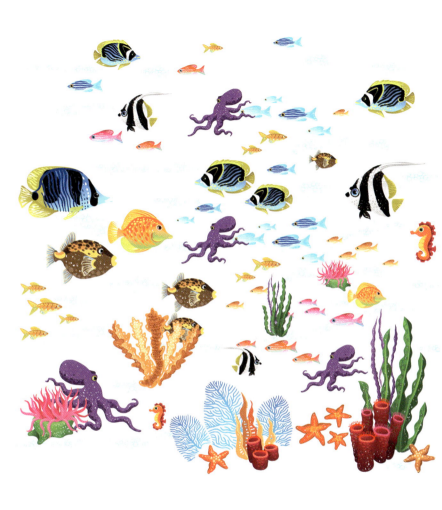

問題

パッと見て1番数の少ない魚を探してみましょう。
視野を広く保ち、頭は固定し目だけを動かして見るのがポイントです。

答えは58ページ。

第1章 Concentration ～集中～

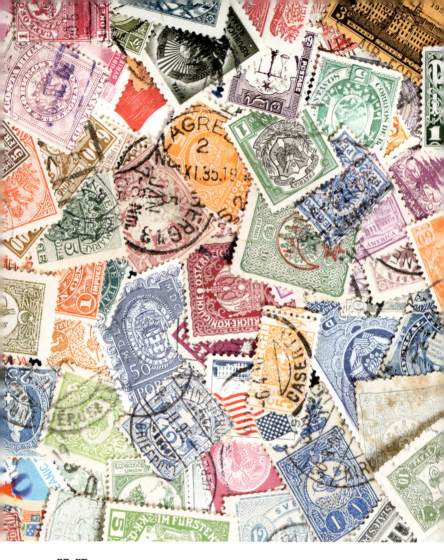

問題

この切手はどこに隠れているでしょう。
探してみましょう。

答えは58ページ。

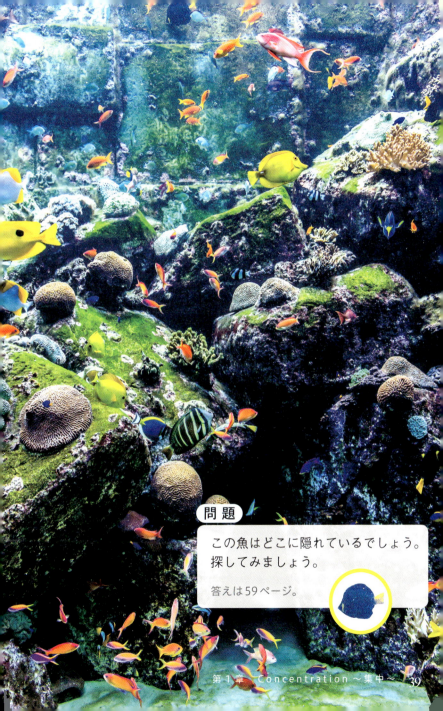

問題

この魚はどこに隠れているでしょう。
探してみましょう。

答えは59ページ。

第1章 Concentration ～集中～

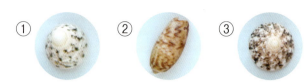
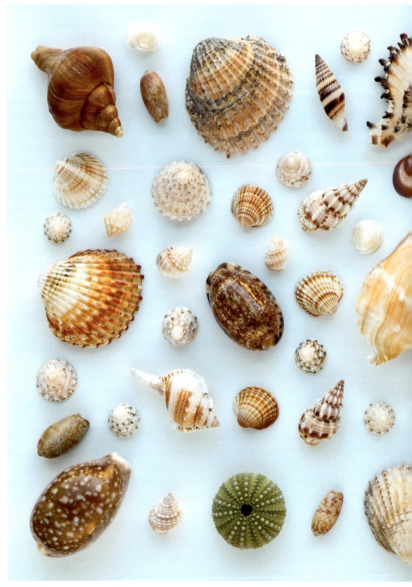

40

問題

左の①〜③の貝と同じ貝はどこにあるでしょう。
探してみましょう。

答えは59ページ。

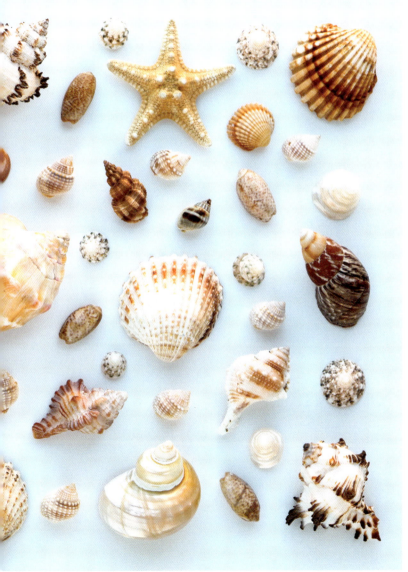

第1章 Concentration 〜集中〜

問題

この魚は何匹いるでしょう。探してみましょう。

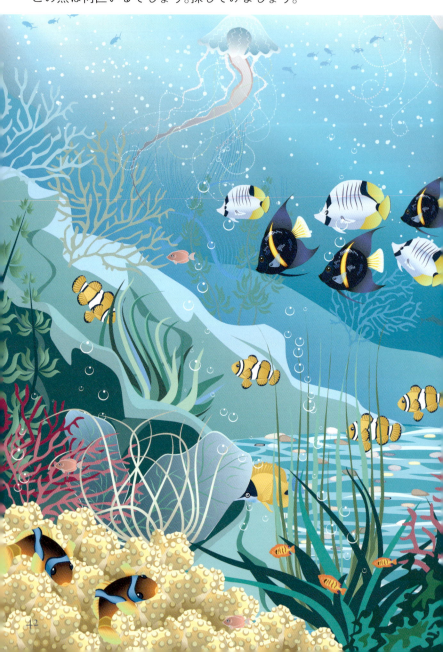

答えは60ページ。

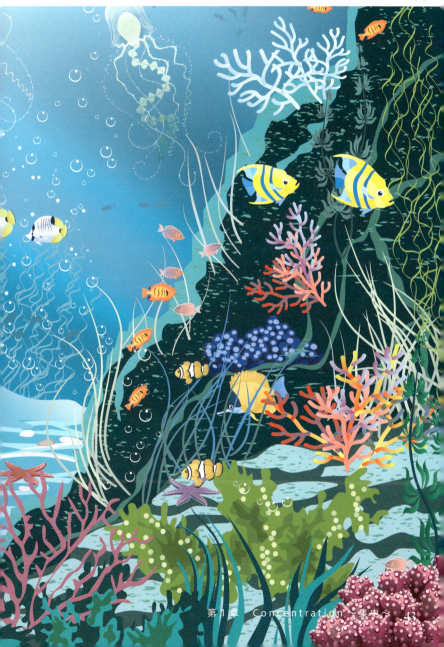

① ② 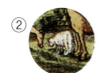 ③

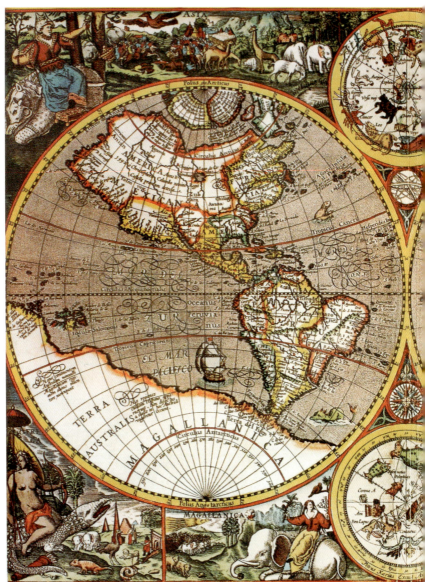

問題

左の①〜③の絵柄と同じ絵柄はどこに隠れているでしょう。
探してみましょう。

答えは60ページ。

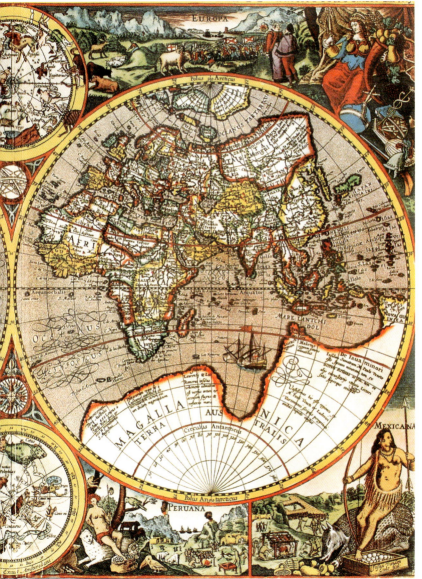

第1章 Concentration 〜集中〜

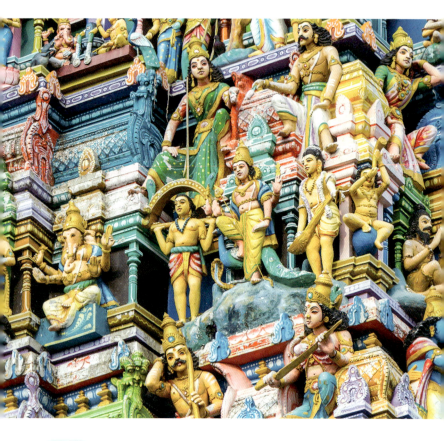

問題

頭は固定し、目だけを動かしながら2枚の写真を見比べて間違いを探してみましょう。
間違いは5つあります。

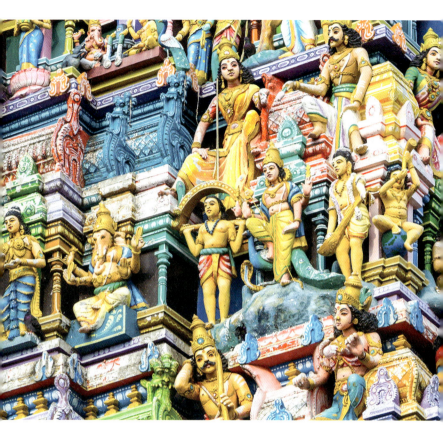

答えは61ページ。

第1章　Concentration 〜集中〜

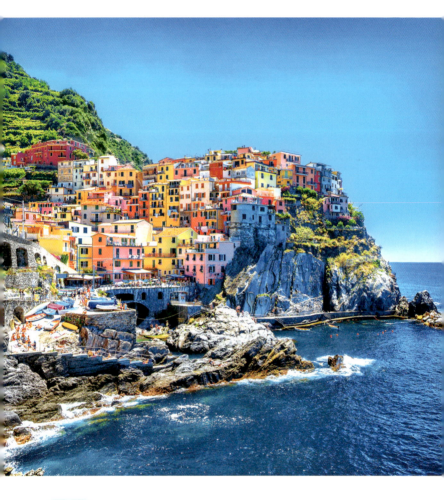

問 題

頭は固定し、目だけを動かしながら2枚の写真を見比べて間違いを探してみましょう。
間違いは6つあります。

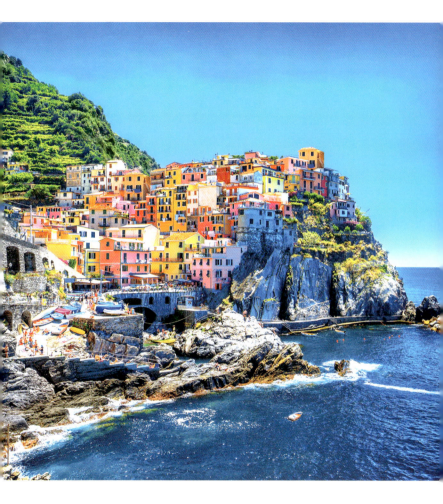

答えは61ページ。

第1章　Concentration 〜集中〜

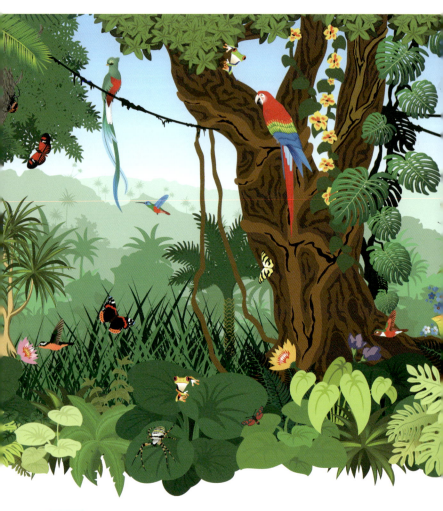

問題
頭は固定し、目だけを動かしながら2枚の写真を見比べて間違いを探してみましょう。
間違いは7つあります。

お買い求めいただいた本のタイトル

■お買い求めいただいた書店名

(　　　　　　　　　　　　　　)市区町村 (　　　　　　　　　　)書店

■この本を最初に何でお知りになりましたか
□ 書店で実物を見て　□ 雑誌で見て(雑誌名　　　　　　　　　　　　　　　)
□ 新聞で見て(　　　　　　　　　　新聞)　□ 家族や友人にすすめられて
総合法令出版の(□ HP、□ Facebook、□ twitter)を見て
□ その他(　　　　　　　　　　　　　　　　　　　　　　　　　　　　　)

■お買い求めいただいた動機は何ですか(複数回答も可)
□ この著者の作品が好きだから　□ 興味のあるテーマだったから
□ タイトルに惹かれて　□ 表紙に惹かれて　□ 帯の文章に惹かれて
□ その他(　　　　　　　　　　　　　　　　　　　　　　　　　　　　　)

■この本について感想をお聞かせください
　(表紙・本文デザイン、タイトル、価格、内容など)

(　掲載される場合のペンネーム :　　　　　　　　　　　　　)

■最近、お読みになった本で面白かったものは何ですか?

■最近気になっているテーマ・著者、ご意見があればお書きください

ご協力ありがとうございました。いただいたご感想を匿名で広告等に掲載させていただ
くことがございます。匿名での使用も希望されない場合はチェックをお願いします□
いただいた情報を、上記の小社の目的以外に使用することはありません。

郵 便 は が き

料金受取人払郵便

日本橋局
承　　認

6473

差出有効期間
平成30年10月
31日まで

切手をお貼りになる
必要はございません。

１０３-８７９０

953

中央区日本橋小伝馬町15-18
ユニゾ小伝馬町ビル9階

総合法令出版株式会社 行

本書のご購入、ご愛読ありがとうございました。
今後の出版企画の参考とさせていただきますので、ぜひご意見をお聞かせください。

フリガナ お名前	性別 男　・　女	年齢 歳

ご住所　〒

TEL　　　（　　　）

ご職業	1.学生　2.会社員・公務員　3.会社・団体役員　4.教員　5.自営業 6.主婦　7.無職　8.その他（　　　　　　　　　　　　　）

メールアドレスを記載下さった方から、毎月５名様に書籍１冊プレゼント！

新刊やイベントの情報などをお知らせする場合に使用させていただきます。

※書籍プレゼントご希望の方は、下記にメールアドレスと希望ジャンルをご記入ください。書籍へのご応募は
１度限り、発送にはお時間をいただく場合がございます。結果は発送をもってかえさせていただきます。

希望ジャンル：☑ 自己啓発　　☑ ビジネス　　☑ スピリチュアル

E-MAILアドレス　※携帯電話のメールアドレスには対応しておりません。

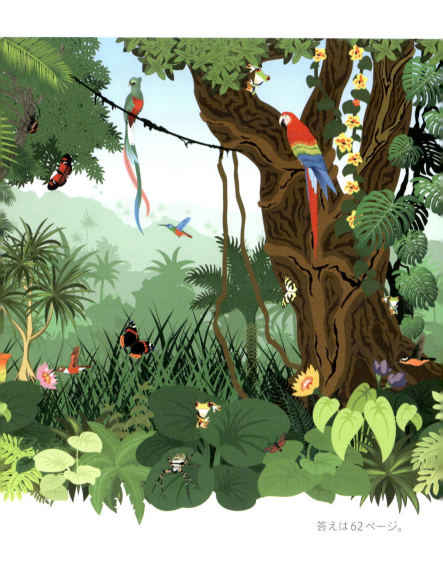

答えは62ページ。

第1章 Concentration 〜集中〜

脳バランス強化トレーニング

効果

「イメージを処理する」右脳と「言語を処理する」左脳をバランスよく働かせることで、ストレスがたまりにくい脳が育ち、脳の老化も止めることができます。

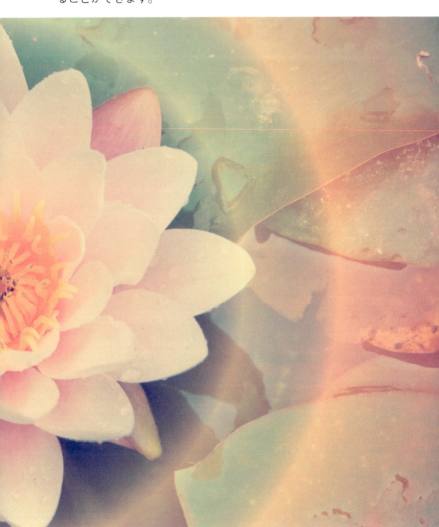

やり方

① 目から30センチくらい離して本を持ちます。
② 左右の写真が中心で1枚につながるまで、両目を寄せましょう。
③ 疲れたら目を閉じ、休憩しましょう。

見え方は62ページ。

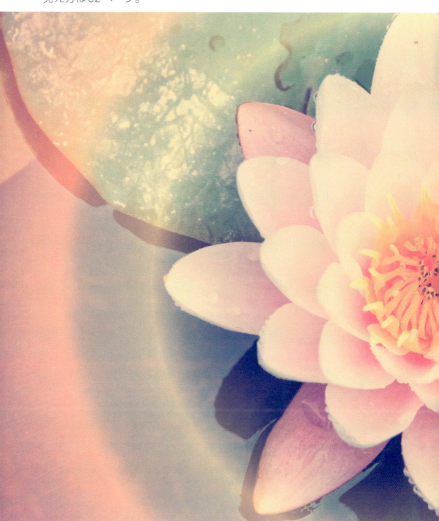

第1章 Concentration ～集中～

問題

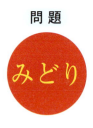

やり方
問題に示す<u>文字の色</u>の漢字を、下の6つの中から選んでください。
※文字の意味に惑わされないように注意しましょう。

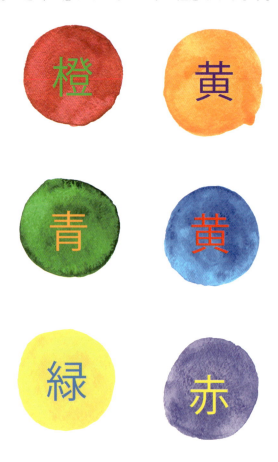

答えは63ページ。

問題

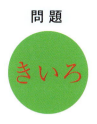

きいろ

やり方

問題に示す文字の色のアイテムを、下の6つの中から選んでください。

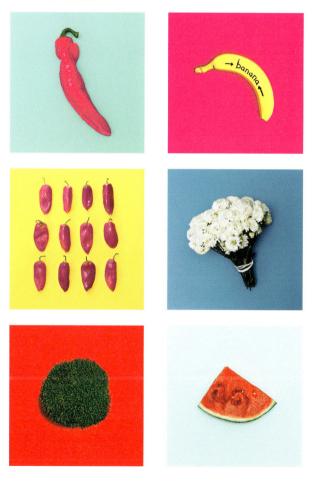

答えは63ページ。

第1章 Concentration ～集中～

やり方

① 目を本から30センチくらい離して、読んでいきましょう。

② 目をゆっくりと動かし、1文字1文字じっくり読んでみましょう。

③ 次は少しスピードを速めて読んでみましょう。
　20秒で読み終わるくらいのペースが目標です。

瞑想は、一度目を閉じ自分の内部の目に見えない大いなる世界（INNER VISION）に入り込みます。答えを一生懸命求めるのではなく、答えが向こうから自然とやってくるものを待つのです。

すると、雑念が減り、自分の中に潜む偉大なる力（GREAT POWER）が同じからちゃってもって、心が穏やかになり幸せな気分が押し寄せてきます。瞑想を実践すると、頭が雑念状態のときには気づかなかったことが、気づけるようになるのです。

答えは63ページ。

問題
2つの重なっている熟語を読み取りましょう。

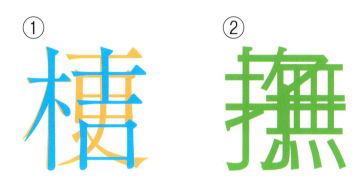

答えは63ページ。

問題
次の6つ漢字を合体するとできあがる、2文字の熟語はなんでしょう。

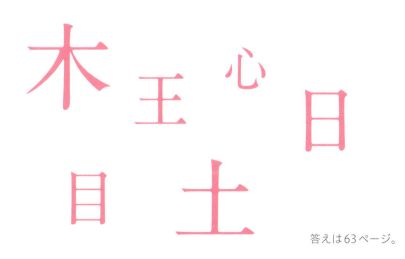

答えは63ページ。

第1章　Concentration 〜集中〜

第1章の答え

P30の答え → 14個   **P31の答え** → 34個

P34〜35の答え → 右（左12匹, 右14匹）

P36の答え → C

P37の答え

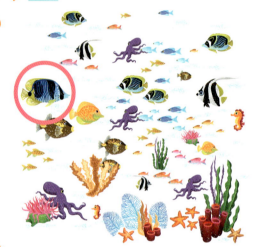

P38の答え

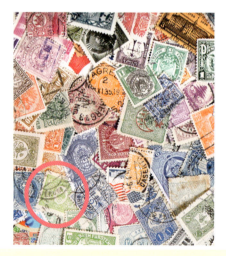

P39の答え

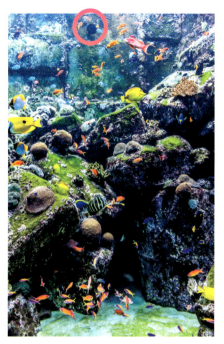

P40〜41の答え

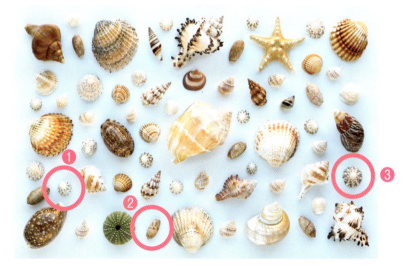

第1章 Concentration 〜集中〜 59

P42～43の答え → 8匹

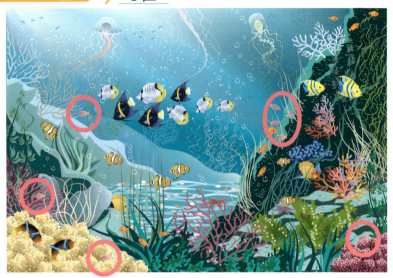

P44～45の答え

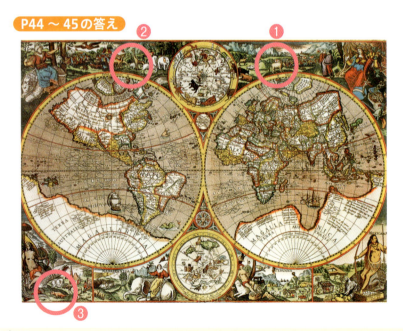

60

P46〜47の答え

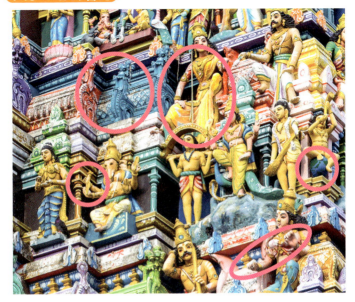

P48〜49の答え

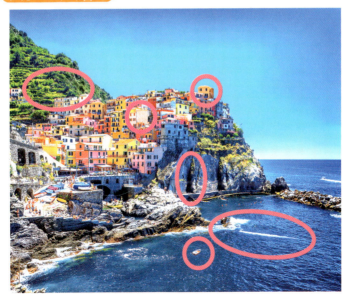

第1章　Concentration 〜集中〜　61

P50〜51の答え

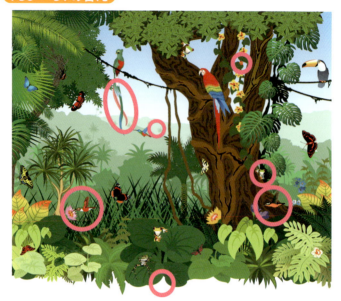

P52〜53の見え方

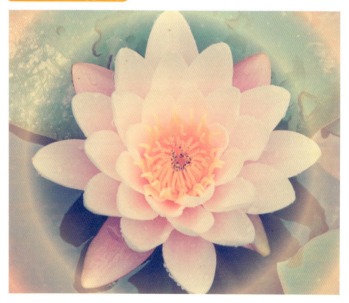

読者様全員に
スペシャルプレゼント

毎日の視生活を快適にお過ごしいただけるよう
誰でもできる簡単な目トレ動画をご用意致しました。
ご家族様も一緒にお楽しみください。

裏面もあるニャ

「 ニャンコの目体操 」

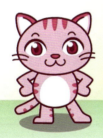
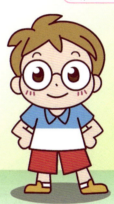

ニャンコの目トレ動画で、目の疲れを解消しよう！
下記 URL、または QR コードからアクセスしご覧ください。

http://vision-salon-eye.com/　Q 検 索

トレーニングについてのご相談・お問い合わせ

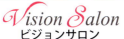
ビジョンサロン

通話無料
0120-3636-21

営業時間▶10：00 ～ 19：00 定休日：火・水
〒107-0062 東京都港区南青山 5 丁目 4 番 29 号南青山信和ビル

| 問題 | 熟語探し | 正しい四字熟語を探しましょう（3つあります） |

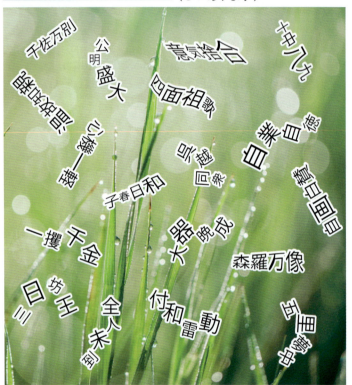

答えはこちら http://vision-salon-eye.com/

お問い合わせ

KAZUSHIN 有限会社カズシン

通話無料 **0120-910-025**
営業時間▶9:00〜18:00 定休日：土・日・祝日

P54の答え

P55の答え

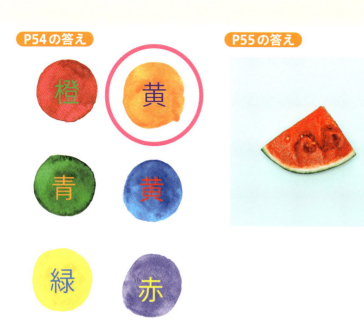

P56の答え

瞑想は、一度目を閉じ自分の内部の目に見えない大いなる世界（INNER VISION）に入り込みます。答えを一生懸命求めるのではなく、答えが向こうから自然とやってくるのを待つのです。
すると、雑念が減り、自分の中に潜む偉大なる力（GREAT POWER）が向こうからやってきて、心が穏やかになり幸せな気分が押し寄せてきます。瞑想を実践すると、頭が雑念状態のときには気づかなかったことが、気づけるようになるのです。

P57上の答え

桔梗　撫子

P57下の答え

理想

第1章　Concentration～集中～

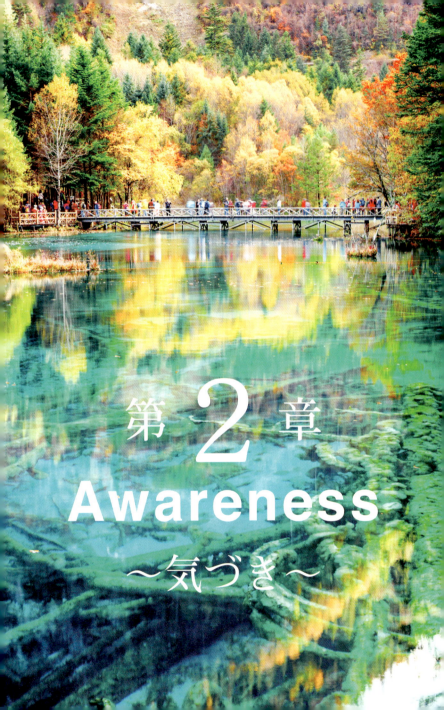

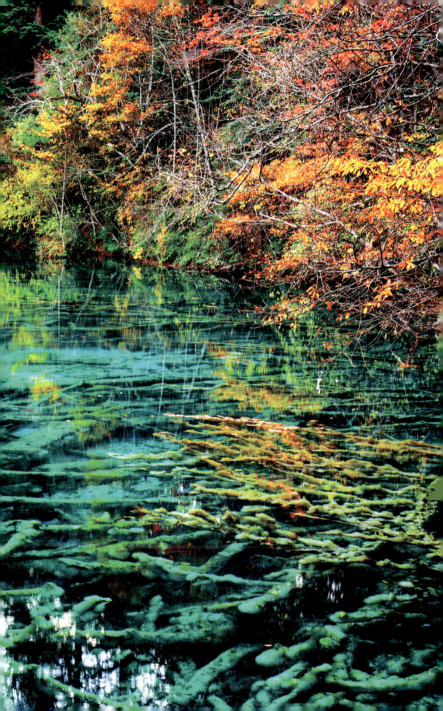

この章のテーマ

変化に気づく

　脳を目覚めさせるためには集中することと同じく、常に色々な角度でモノを見るクセをつけることが大切です。

　脳は長年にわたり不快な刺激を受けると、自己否定的な思考を持つようになります。関連のないことでも、過去とつなぎあわせて否定的に考えるのです。脳は「慣れたこと」をくり返してラクをしたがるからです。逆に、脳が肯定的な思考を持つと、起こることや他人に対しても肯定的にとらえられるようになります。脳が変わると人間関係が変わるというのは、このようなしくみからです。

　常にさまざまな視点でモノを見たり、自分の状態に注意を向けている人は意外と少ないものです。あなたは、今この本を読んでいる自分の状態、感じている感情に気づいていますか？

こんなときに見てみよう

アイデアがほしいとき

イライラしたとき

やる気が起きないとき

創造力トレーニング

効果

違う角度からモノを見たり立体的に想像することで、脳を活性化させることができます。俯瞰したり例外や共通点を探すことで、創造力や記憶力を育てることができます。

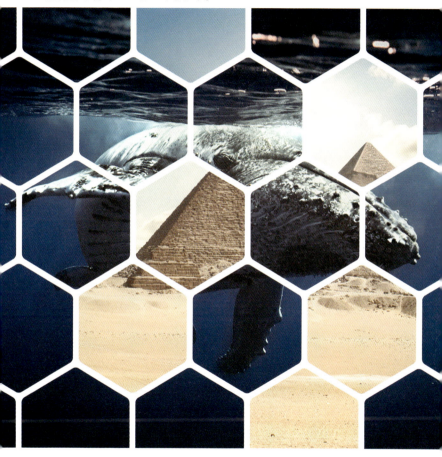

問題

答えは90ページ。

2枚の写真が重なっています。
隠れている動物と遺跡はなんでしょう。

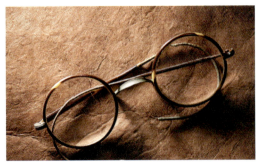

メガネ

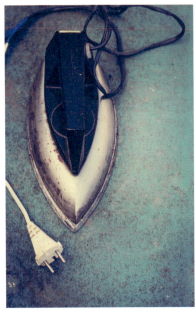

アイロン　　　　　　　　ドレッシング

問題

3つの写真の共通点はなんでしょう。

ヒント:使い方

答えは90ページ。

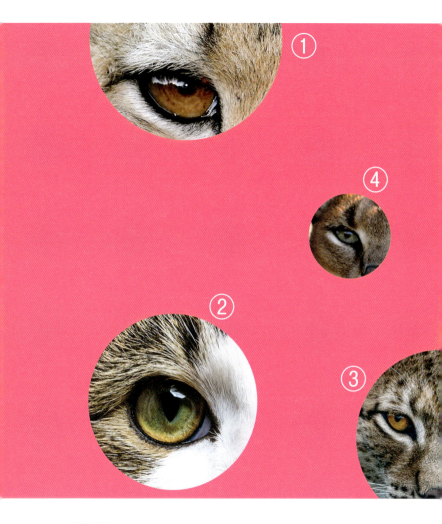

問題

①〜④は、4種類のネコ科の動物の目です。
このうち、ネコの目は何番でしょう。

答えは90ページ。

第2章 Awareness 〜気づき〜

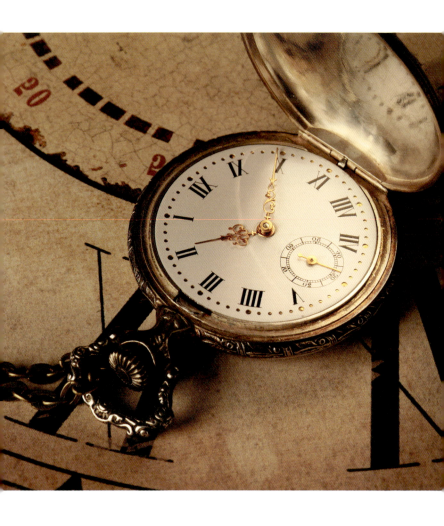

問題

写真は左右反転させた時計です。時計の時刻は何時でしょう。

答えは90ページ。

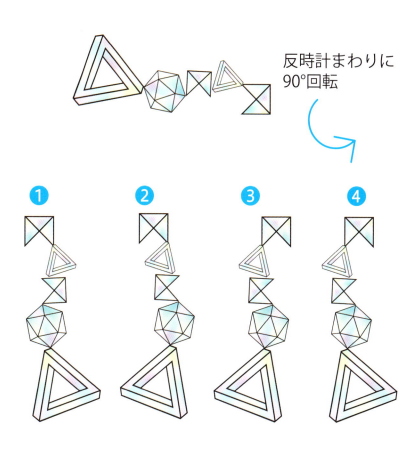

問題

上の図形と同じ図形を、①〜④の４つから探してみましょう。

答えは90ページ。

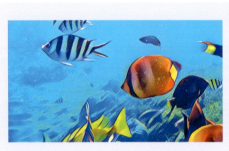
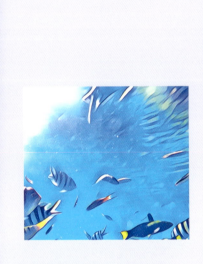
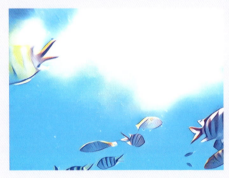
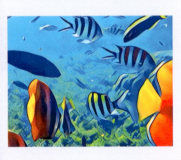

問題

1つの写真を4つに分割し、バラバラに配置しています。
分割される前の写真を想像してみましょう。

見え方は91ページ。

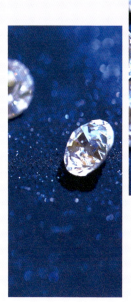
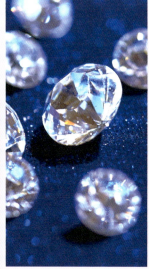
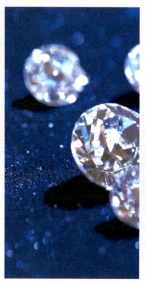

問題

ダイヤモンドは全部で何個あるでしょう。

答えは91ページ。

第2章 Awareness ～気づき～

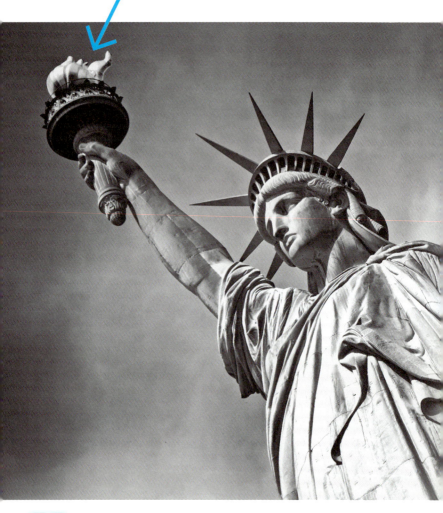

問題

アメリカにある自由の女神の写真です。
写真の矢印の部分の色は何色でしょう。思い出してみましょう。
A.赤色　B.緑色　C.金色

答えは91ページ。

色感度トレーニング

効果

目から入った光は脳で色として認識されます。脳が色を認識するとホルモン分泌が促され、体や心にさまざまな影響を与えます。また残像のキープ力を上げることで脳の見る力が刺激され、記憶力を活性化させることができます。

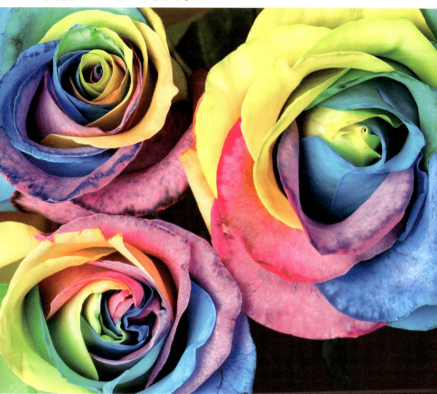

やり方

① 目から本を30センチくらい離します。

② 写真の中心から端まで、視界に入れ、しばらく眺めます。

③ 目を閉じ、目の奥に色と像が浮かびあがるのを感じましょう。

Blue 落ち着き

青色の効果

　青色は収縮色といわれ、時間を感じさせずに集中力を高める色です。神経伝達物質であるセロトニンの分泌を促すことで疲労が解消され、質の良い睡眠が得られると言われます。また、青色は食欲を抑える効果もあります。

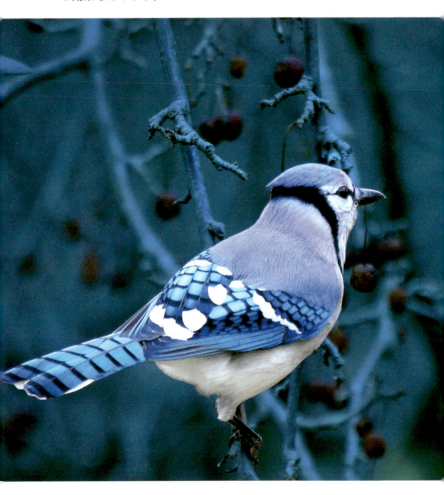

Red 興奮

赤色の効果

赤色は色の中で最も波長が長く、交感神経に刺激を与える色です。アドレナリンというホルモンを分泌させる効果があるため、興奮をさそいます。赤のユニフォームを着たチームは積極的になり、青よりも勝率が高くなると言われます。

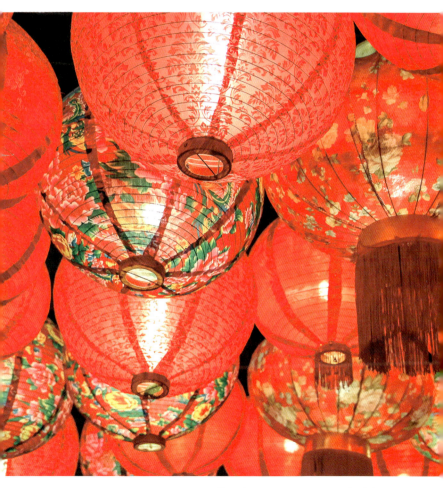

Yellow やる気

黄色の効果

黄色はエンドルフィンというホルモンの分泌を促し、意欲や向上心を高めることができる色です。左脳を刺激し、記憶力や判断力をアップさせるとも言われています。抑圧感をとりのぞき食欲を増進させ、自律神経を整える効果もあります。

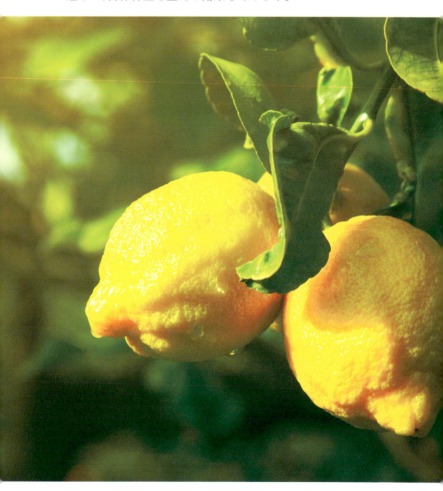

Green 癒し

緑色の効果

緑色は色の中では中波長で、刺激がおだやかな色です。アセチルコリンというホルモンを分泌させるので、疲労した細胞が活性化し記憶力も高めることができます。長時間眺めていても目の負担にならず、集中力を保つことができます。

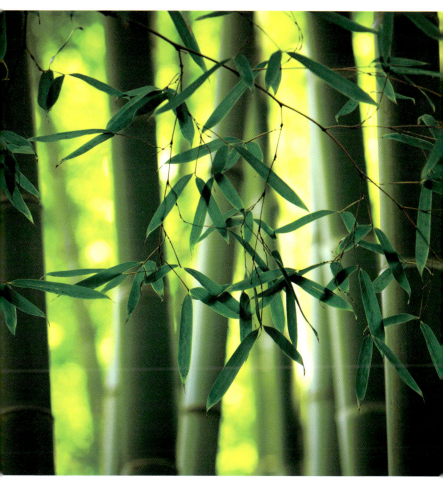

残像トレーニング

効果

脳は刺激に対してバランスをとろうとします。同じ色を長く見ていると、その色を感じる細胞の力が弱くなり、反対の色(補色)を見る力が強くなります。残像は記憶そのものにつながるので、残像を見ることで、脳の見る力を刺激できます。

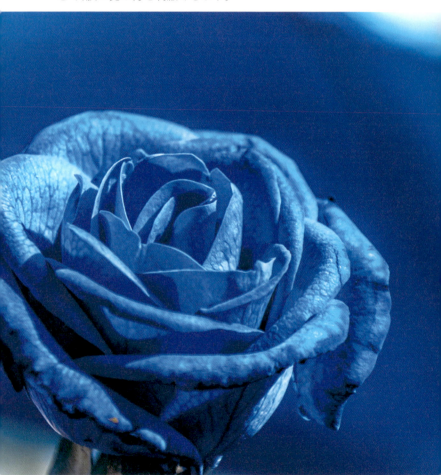

この写真はうすい黄色が浮かび上がります。

やり方

① 写真を30秒間見たあと、白紙に目を移します。見ている色と補色の関係にある色が浮かび上がってきます。

② 見えない人は、写真を見る時間を少し長くしてみましょう。

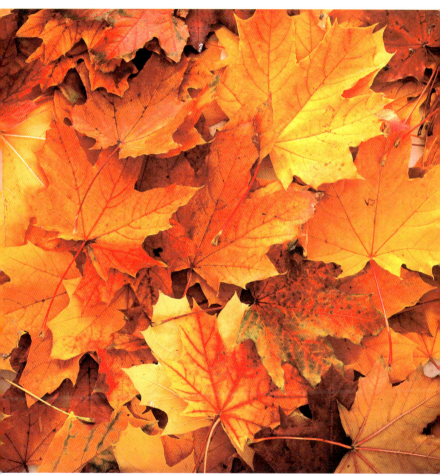

この写真はうすい青色が浮かび上がります。

視点変化トレーニング

効果

あらゆる角度で考えるクセをつけることで、見えている世界にはさまざまな可能性が潜んでいることに気づきます。色を感じながら、想像をめぐらせてみましょう。

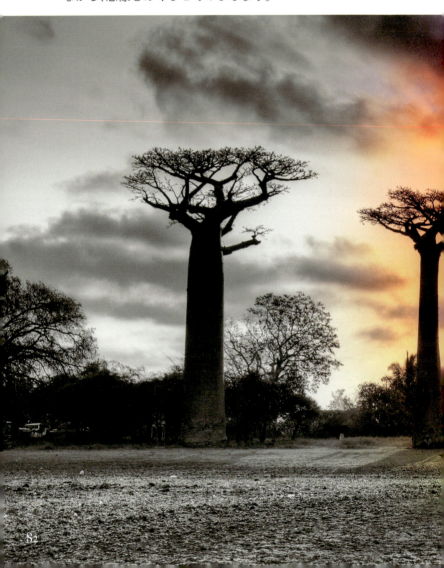

問題

写真の中のモノクロ部分とカラー部分で視線を往復させ、色の感度を高めていきましょう。モノクロ部分は本来は何色でしょうか。

見え方は91ページ。

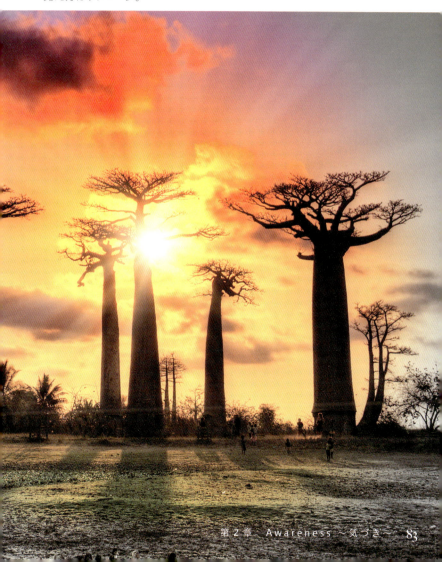

第 2 章　Awareness 〜気づき〜

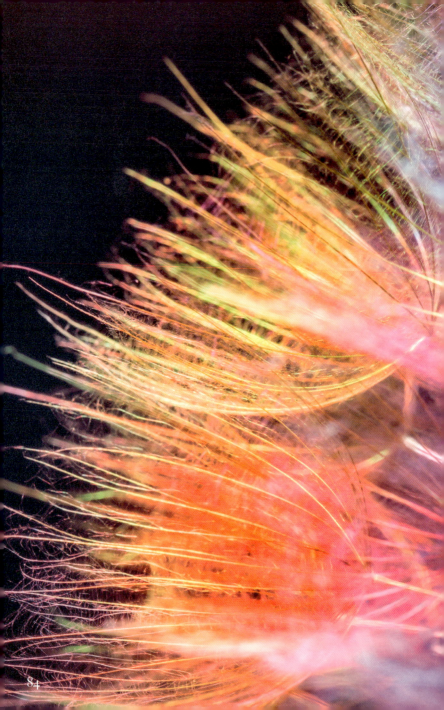

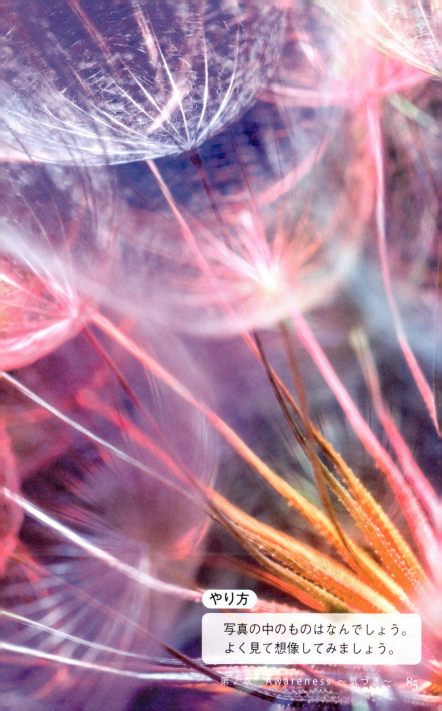

やり方

写真の中のものはなんでしょう。
よく見て想像してみましょう。

第2章 Awareness ～気づき～

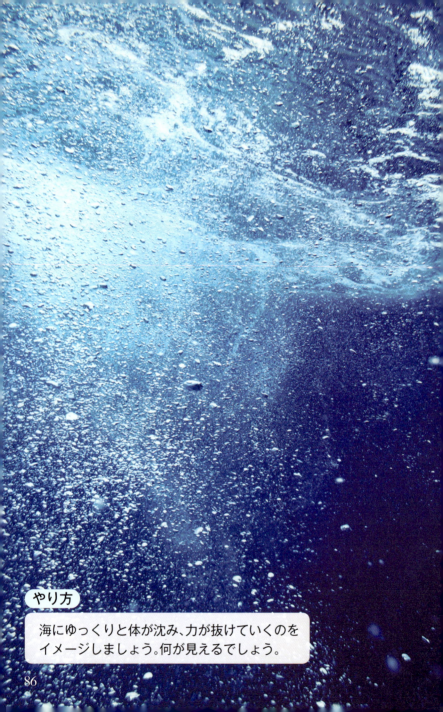

やり方

海にゆっくりと体が沈み、力が抜けていくのを
イメージしましょう。何が見えるでしょう。

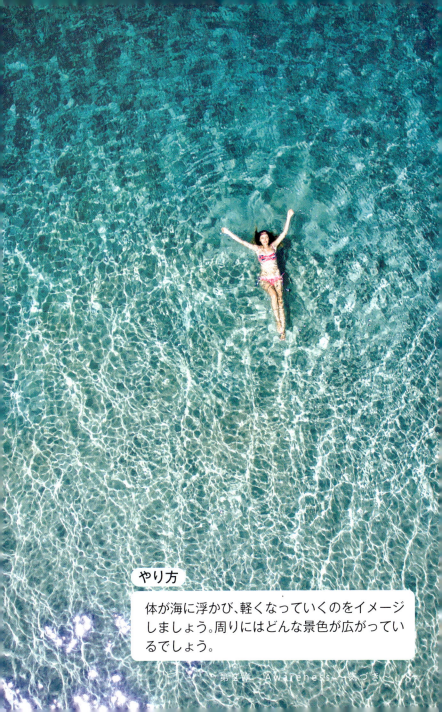

やり方

体が海に浮かび、軽くなっていくのをイメージしましょう。周りにはどんな景色が広がっているでしょう。

やり方

宇宙と体が一つになっていくのをイメージしま
しょう。広がる宇宙には何が見えるでしょう。

第2章の答え

P67の答え → クジラ　　ピラミッド

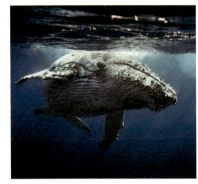
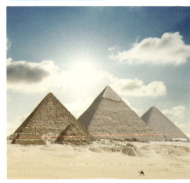

P68の答え → かける（メガネをかける・アイロンをかける・ドレッシングをかける）

P69の答え → ②　　**P70の答え** → 13時51分

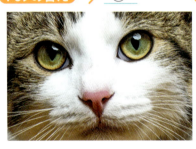
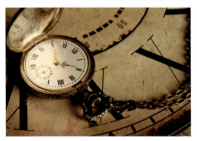

P71の答え → ③

P72の見え方

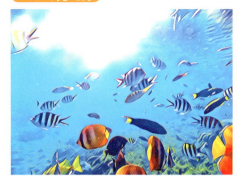

P73の答え → 9個

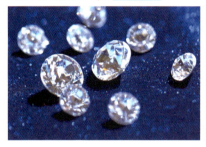

P74の答え → C

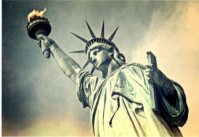

P82〜83の見え方

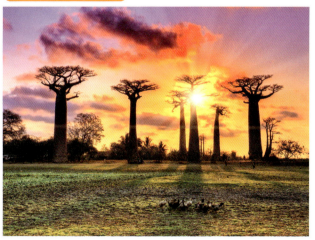

第2章　Awareness 〜気づき〜　91

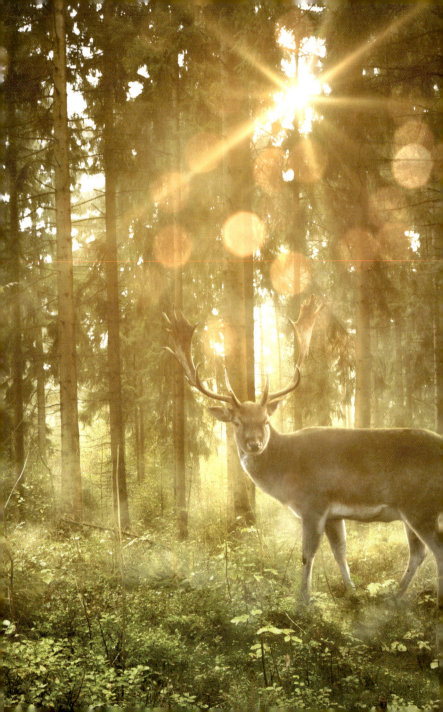

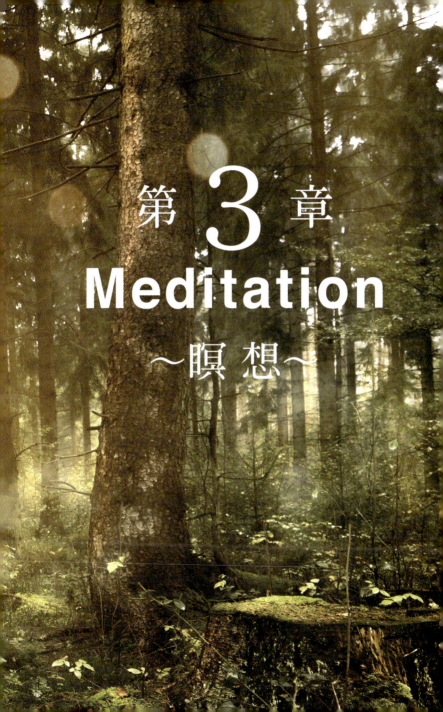

この章のテーマ

観察する

　外界から情報や刺激を感じとるのは、身体の感覚器官です。般若心経に「眼耳鼻舌身意（げんにびぜつしんい）」とあるように、中でも「目」から最初の情報を受けとります。

　電車が走る"音"を聞くと不快でも、夕日に照らされて電車が走る"風景"を目でとらえると美しさを感じるように、目には快感や欲望を呼び覚ます強力な力があるのです。

　目から身体感覚を研ぎ澄まして、心の「感じる」センサーを強くしていくと、さまざまな思考や欲望がわき上がります。そして、それらの自分の感情を心の中で観察したあと、呼吸に再び意識を戻すことをくり返します。たとえネガティブな感情を感じても、落ち込んでいる友人を思いやるように、あなたの感情をそのまま受け止めてあげてください。

　やがて、脳が「今、ここ」に意識を向けつづけられるようになり、心の状態が体に現れることや、体と心が一つになる心地よさに気づくことができるでしょう。

こんなときに見てみよう

リラックスしたいとき
焦りや不安が消えないとき
孤独感や悲しみが消えないとき

呼吸を整える

効果

呼吸に意識を向けていると、やがて雑念に気づくことができます。雑念をありのままに受け入れ、「雑念を感じている自分」を観察することで、ふだんの自分の感情も客観的に観察できるようになります。

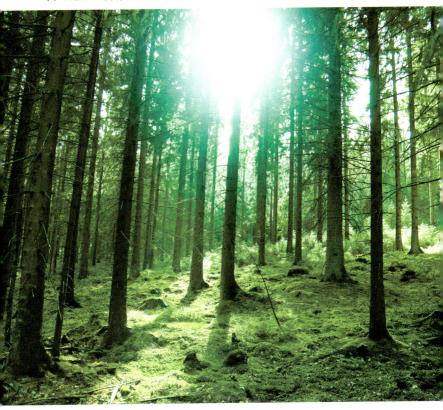

やり方

① 鼻からゆっくりと空気を吸い込むイメージで呼吸をします。

② 呼吸に伴う自分の体のふくらみやへこみを感じましょう。

③ 雑念がわいてきたら「雑念が出てきた」と意識し、また呼吸に意識を戻します。(①〜③を10回くり返す)

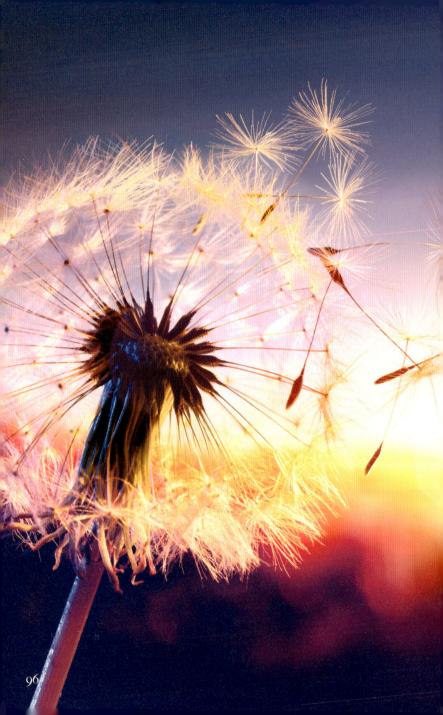

やり方

息を吸い込み、綿毛を飛ばすように
細く長く息を吐ききりましょう。

第3章　Meditation　〜瞑想〜

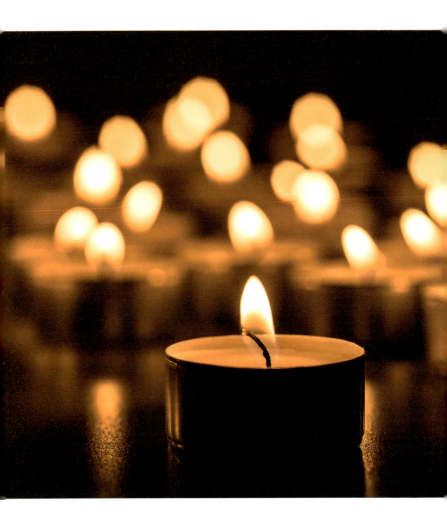

やり方
息を吸い込み、遠くのロウソクの火まで届くように細く長く息を吐きましょう。

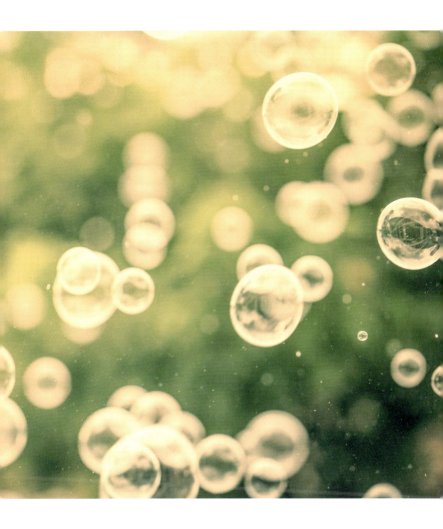

やり方
吸う息と吐く息で、シャボン玉が揺れ動くのを感じましょう。
自分の呼吸をゆっくりと数えます。

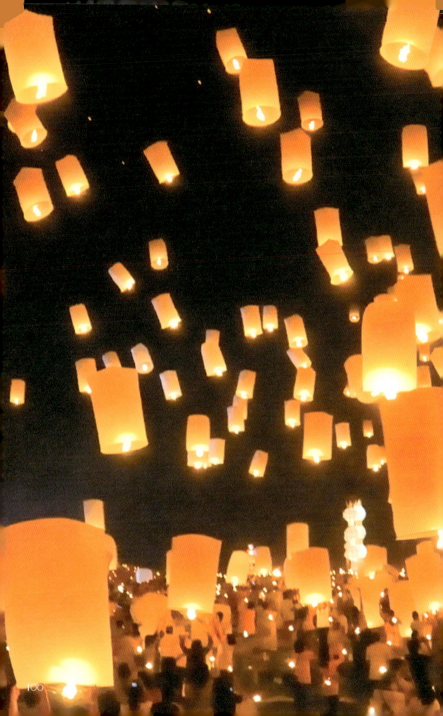

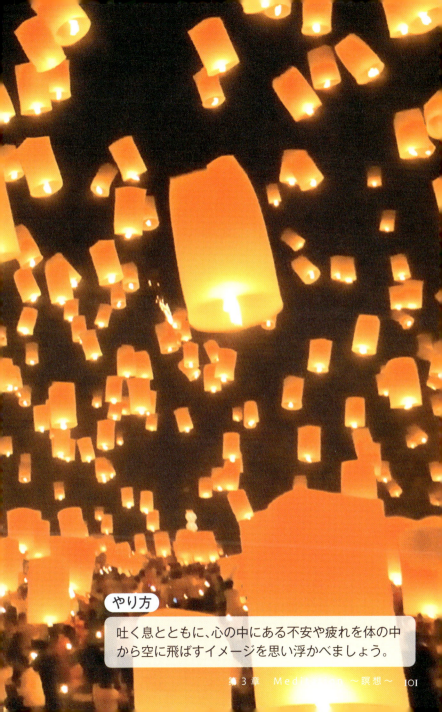

やり方

吐く息とともに、心の中にある不安や疲れを体の中から空に飛ばすイメージを思い浮かべましょう。

身体感覚を感じる

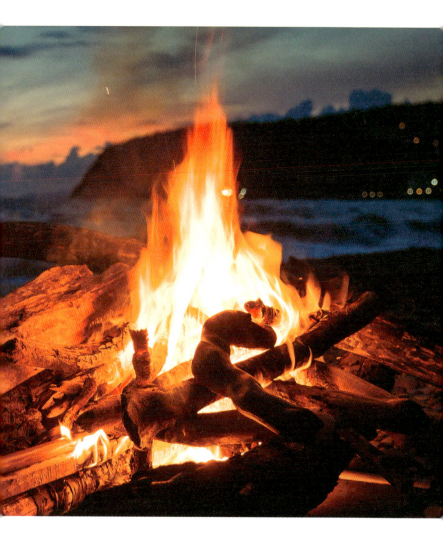

足先に意識を向け、温かい空気が足の指からゆっくり上半身に伝わっていくのを感じましょう。

効果

体の「感じる」センサーを強めると、自分の感情に敏感になるとともに、体に感情が現れることに気づきます。観察と呼吸に意識を向けることをくり返すことで、「今ここ」に集中する思考が身につきます。

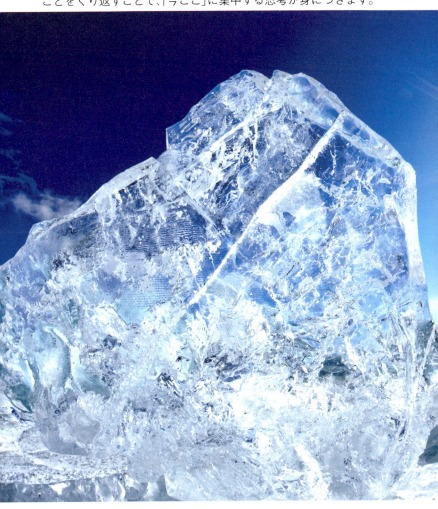

手の指に意識を向け、氷の冷たい温度が手のひらから腕、下半身まで伝わっていくのを感じましょう。

第3章　Meditation 〜瞑想〜

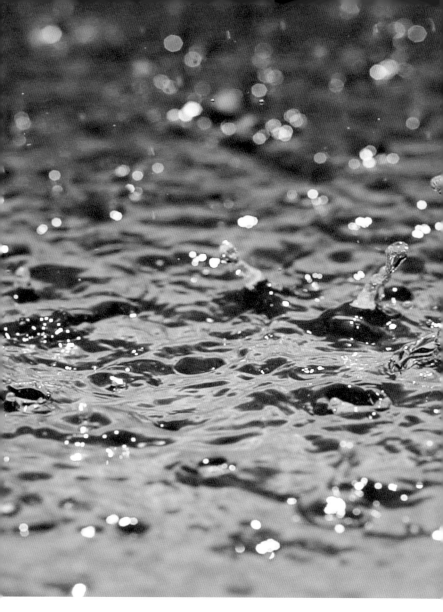

耳を澄ませ、雨が地面に当たる音や、さらに奥にある音にも意識を向けます。

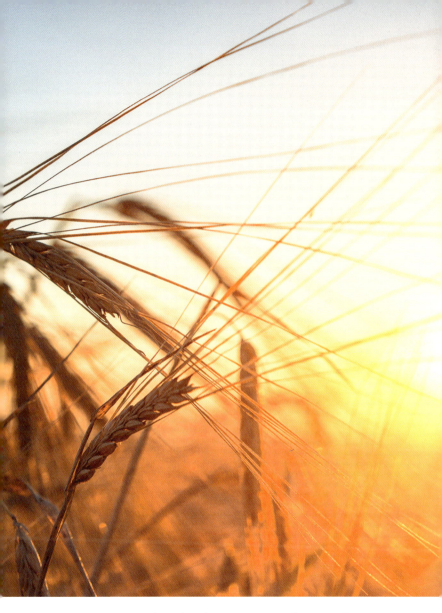

耳を澄ませ、秋の虫の鳴き声や草の揺れる音を耳の奥に
感じましょう。

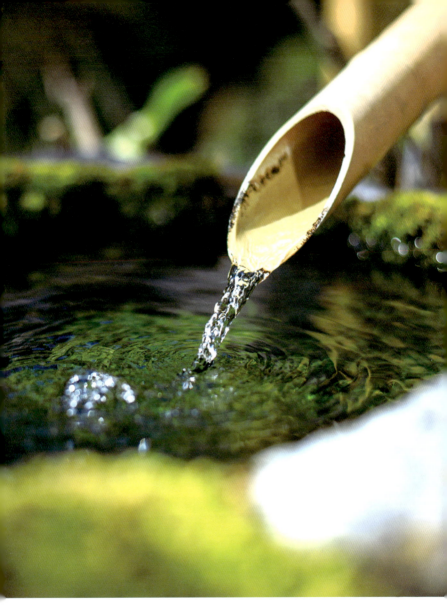

耳を澄ませ、耳の奥で水の音がゆっくりと動いているのを感じましょう。あなたが今、現実で聞こえる音にも意識を向けてみましょう。

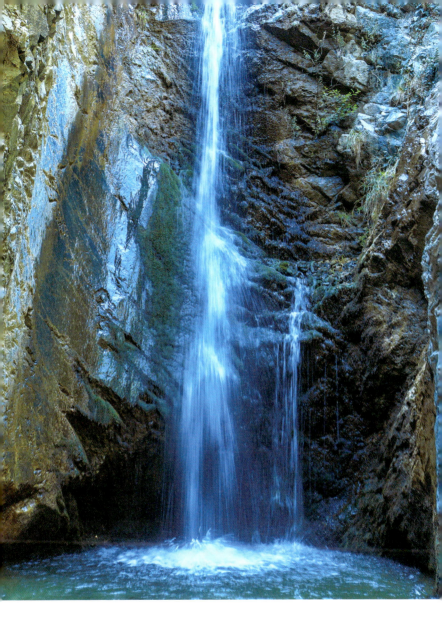

水が勢いよく落ちる音を耳の奥に感じましょう。雑念が出てきたら「雑念が出てきた」と意識し、再び意識を耳に戻します。

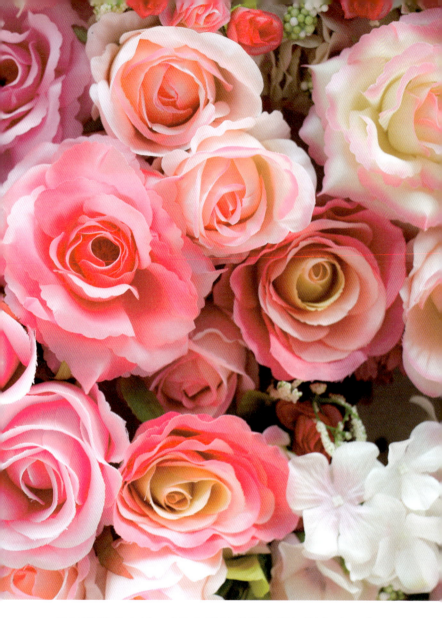

鼻に意識を向け、バラの香りが鼻の奥に当たるのを
感じましょう。

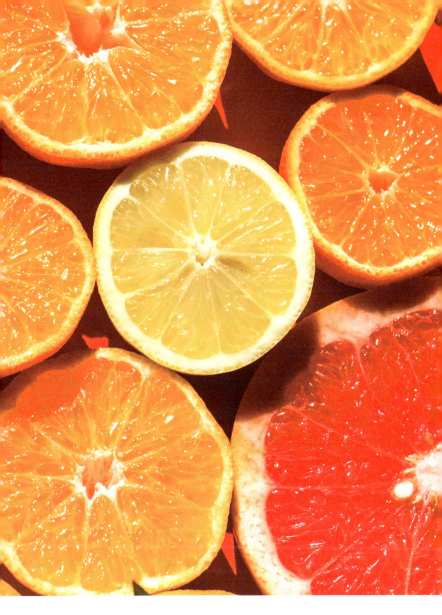

舌に意識を向け、レモンやオレンジの果汁が口いっぱいに
広がるのを感じましょう。

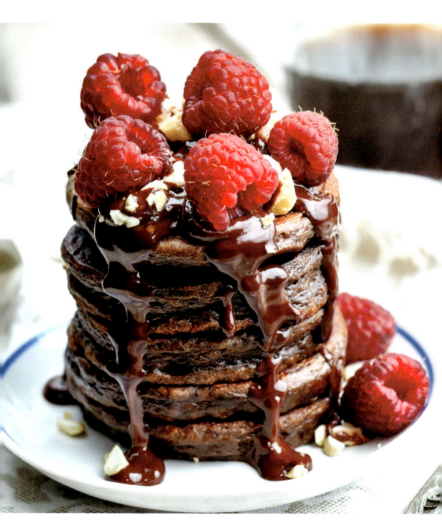

舌に意識を向け、ケーキにかかっている甘いチョコレートの味が口いっぱいに広がるのを感じましょう。

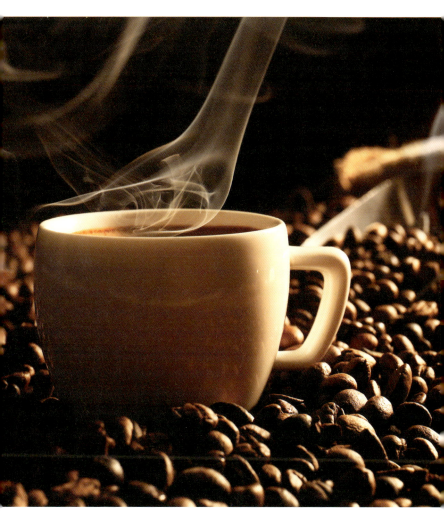

鼻に意識を向け、挽きたてのコーヒーの豊かな香りを感じましょう。

第 3 章　Meditation 〜瞑想〜　　III

春

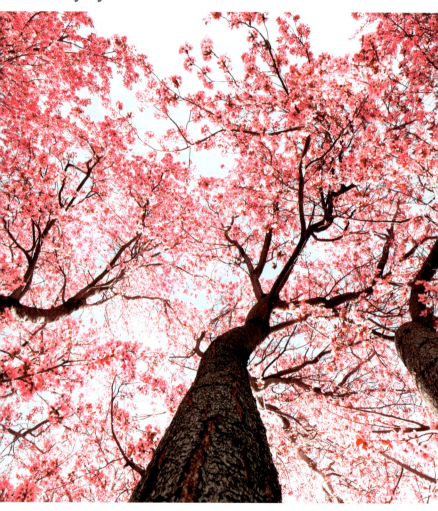

春の暖かい空気を鼻から感じながら、ほほ笑みましょう。
自分の険しい表情に気づいたら、ゆるめてあげます。

夏

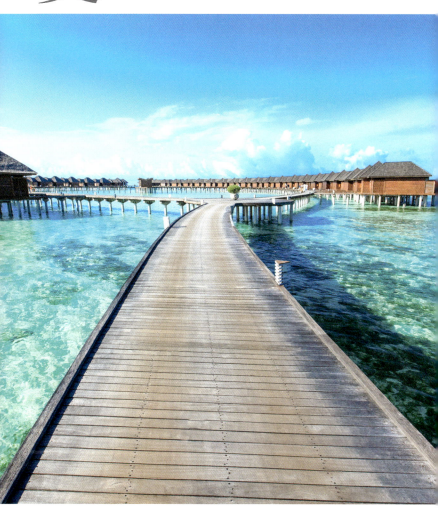

ゆっくりと吹く乾いた風が耳を通りすぎるのを感じながら、
冷たい水が足の指に当たるのを感じましょう。

第3章　Meditation 〜瞑想〜

秋

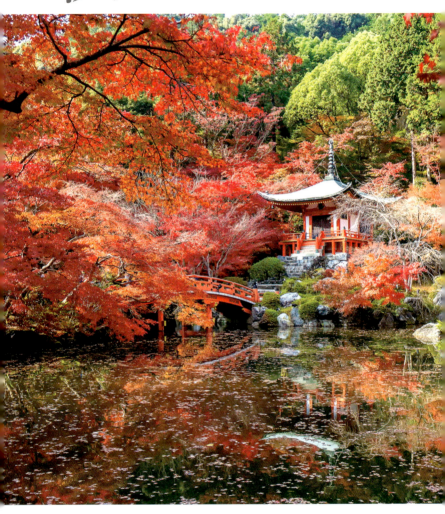

目の奥で紅葉の赤色を感じながら、寺の静まった空気と苔の匂いを鼻先に感じましょう。

冬

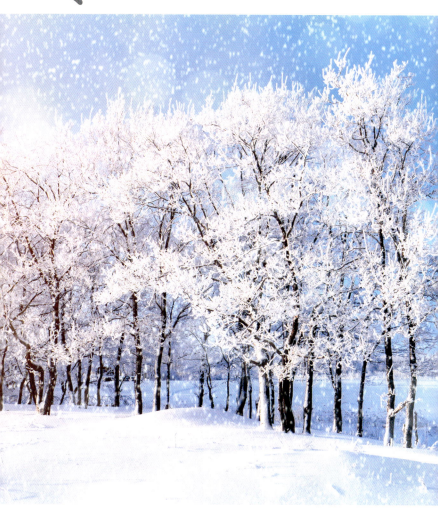

足に意識を向け、足の裏から雪の冷たさ・やわらかさを
感じましょう。

感謝・慈悲の瞑想

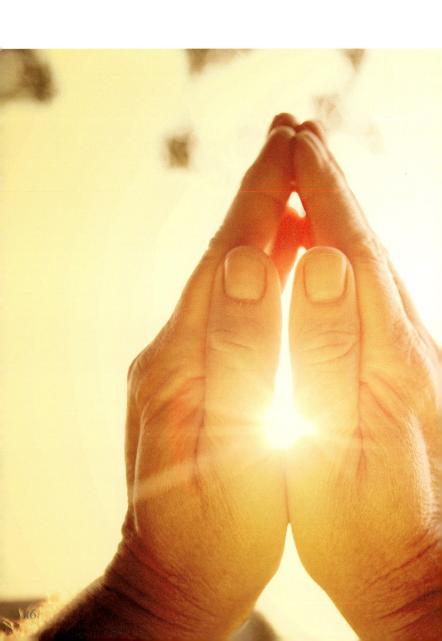

効果

幸せを感じる力の強い人は、右脳の「楔前部」という部位が発達していると言われます。少しずつ肯定的な部分に注目する習慣をつけることで、負の感情に支配されない脳が育ちます。

やり方

大切な人・親しい人に向けて
「ありがとう」と心の中で感謝しましょう。

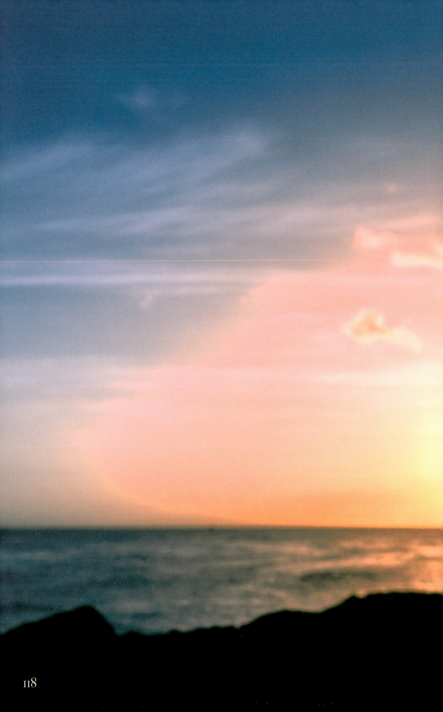

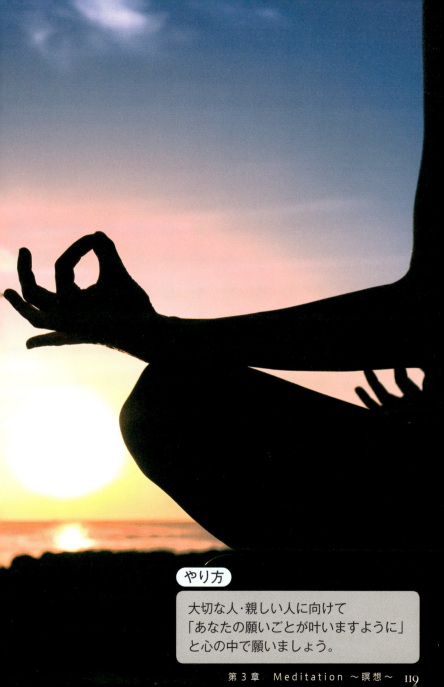

やり方

大切な人・親しい人に向けて
「あなたの願いごとが叶いますように」
と心の中で願いましょう。

第3章 Meditation 〜瞑想〜

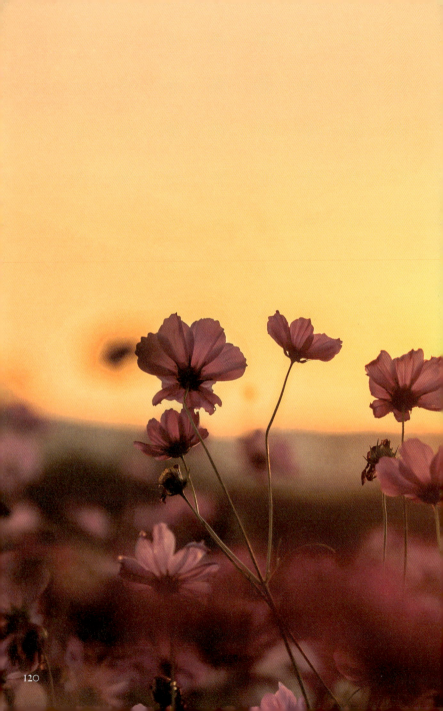

やり方

家族・同僚など、今日何かをしてくれた人を心の中でほめてあげましょう。

第3章　Meditation 〜瞑想〜

122

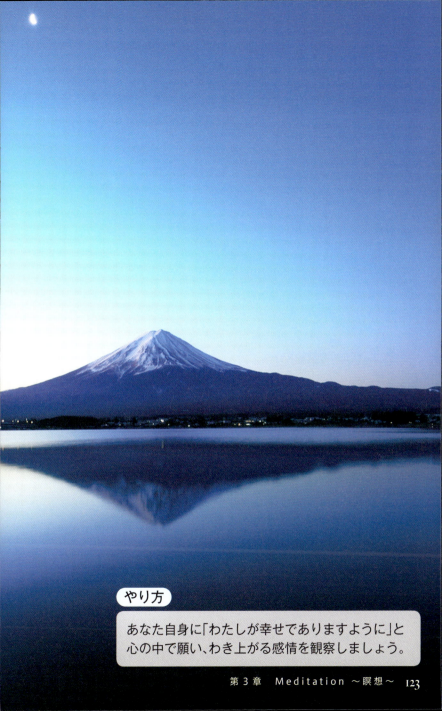

やり方

あなた自身に「わたしが幸せでありますように」と心の中で願い、わき上がる感情を観察しましょう。

第3章　Meditation 〜瞑想〜　123

おわりに

いかがでしたでしょうか。

思考を変えていく一番の近道は、目から変えていくことであるということがおわかりになっていただけましたか。

今ある脳トレ・メンタルトレーニングはほとんどが「目トレ」です。

先日、NASAのメンタルトレーニングがテレビで紹介されていましたが、画面に出てくるボールを集中して見るという「目トレ」でした。目が関係しない脳トレやメンタルトレーニングはあり得ません。見ることから、すべてがはじまり、目で「見る力」が脳で「考える力」を生じさせるのです。

この本で脳が目覚めることで、集中力・記憶力・認知力がアップし、あなたの人生がストレスや不安と無縁になることを願っています。

中川和宏

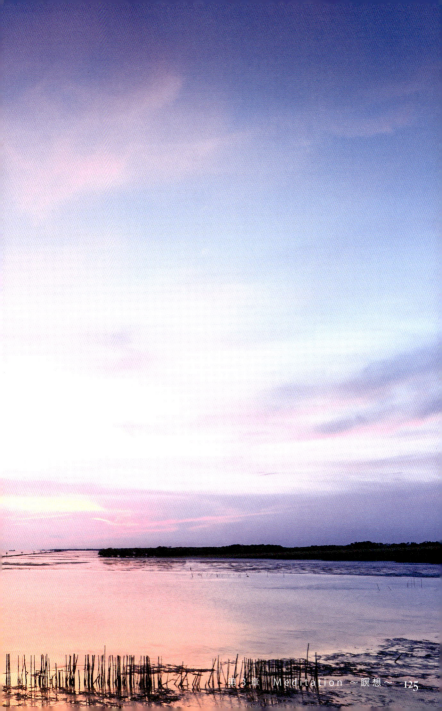
第3章 Meditation ～瞑想～

【著者紹介】

中川和宏　なかがわ・かずひろ

ビジョングループ創立者・会長。ボルチモア視力眼科アカデミー主任研究員。1953年、広島県生まれ。早稲田大学政経学部卒。

国際姉妹都市協会の交換留学で渡米し、アメリカのオプトメトリスト(視力眼科医)と交流を持ち、行動学派のオプトメトリストの行っているビジョン・セラピーというアメリカで最高の成績例を誇る治療トレーニングと出会い、初めて日本に紹介したことで注目を浴びる。

1981年にビジョンサロンを開設。3万人以上のカウンセリング実績を持ち、世界の人の『目と脳を守る』を信念に、中川ビジョンセラピーを確立した。開発された中川メソッドは大きな話題を呼び、現在は書籍、講演会、セミナー、テレビ、ラジオ等で活躍中。

著書に、『一番やさしい視力回復法』『たった1日で目がよくなる視力回復法』(PHP研究所)『眼の老化は「脳」で止められた!』『目を動かすだけで「記憶力」と「視力」が一気によくなる!』(青春出版社)『才能ビッグバン超集中力術』(日本文芸社)『右脳刺激で「集中力」をつける本』『驚異の老眼回復法』(三笠書房)『どうしたら目はよくなるの?──子どもの視力に不安を感じたら読む本』(きずな出版)『見るだけで視力がよくなる本』(総合法令出版)などがある。国内59冊の著作、海外19冊の翻訳出版中。

【連絡先】

● トレーニングについてのお問い合わせ

ビジョンサロン

フリーダイヤル:0120-3636-21（火曜日・水曜日定休日）

HP アドレス:http://www.vision-fc.co.jp/

● お問い合わせ・書籍管理・講演会・取材

有限会社カズシン

フリーダイヤル:0120-910-025

HP アドレス:http://www.kazushin.com/